MW01674070

Paleo pre všetkých 2023

Tradičné recepty na zníženie hmotnosti

René Hanko

Obsah

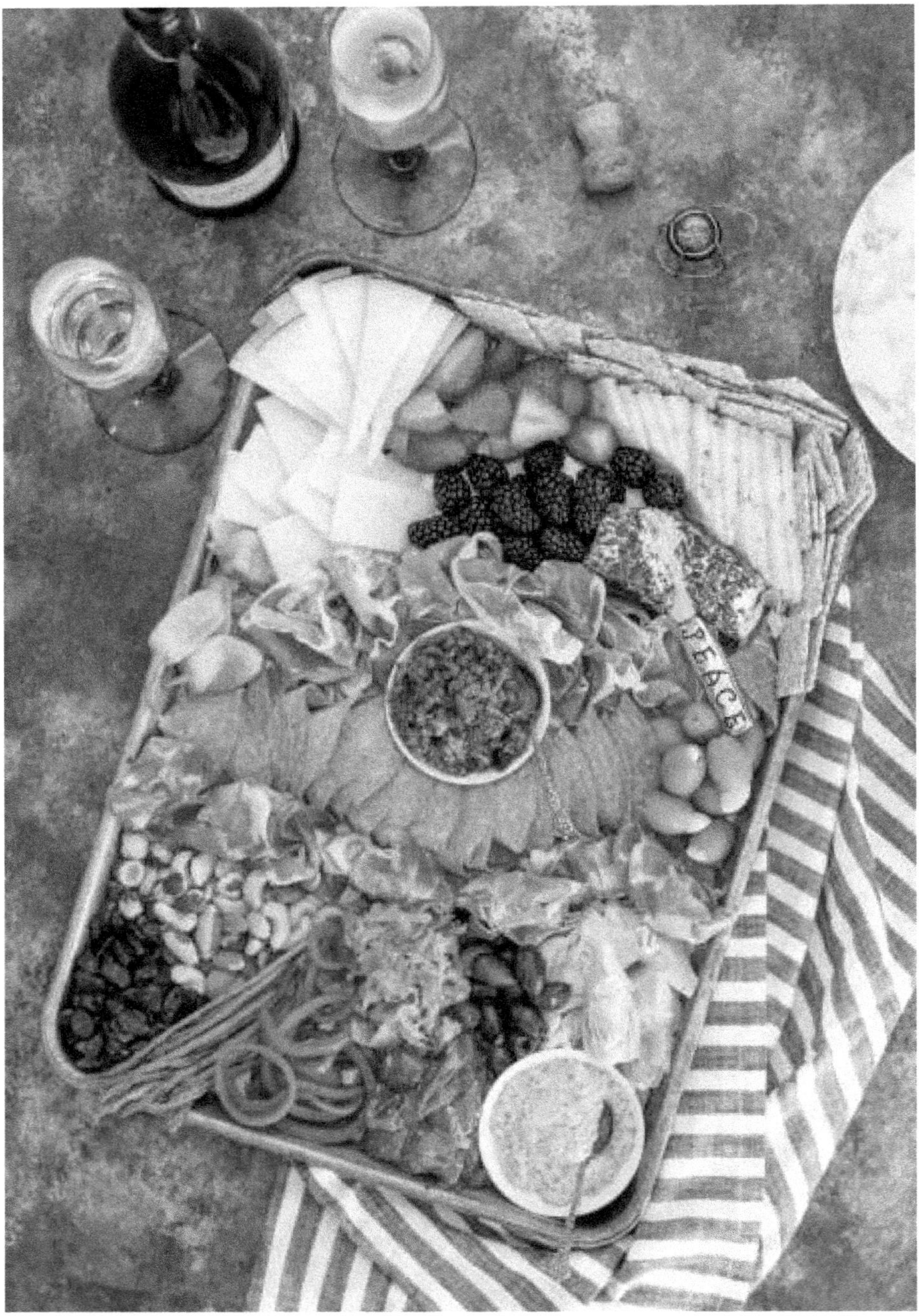
PEACE

SUŠENÉ ČEREŠŇOVO-ŠALVIOVÉ ŠKÓTSKE VAJCIA

PRÍPRAVA:20 minút pečenie: 35 minút vyrobí: 4 porcie

TOTO KLASICKÉ BRITSKÉ KRČMOVÉ OBČERSTVENIESA PREMIETNE DO DOKONALÝCH PALEO RAŇAJOK. AK PRIPRAVÍTE VAJÍČKA NATVRDO, TENTO RECEPT SA VEĽMI RÝCHLO SPOJÍ – A TIEŽ SA ĽAHŠIE ŠÚPU. UCHOVÁVANIE MISKY NATVRDO UVARENÝCH VAJEC V CHLADNIČKE JE SKVELÝ NÁPAD NA RÝCHLE RAŇAJKY A OBČERSTVENIE.

1 libra chudého mletého bravčového mäsa

½ šálky nakrájaných sušených čerešní bez pridania cukru

2 polievkové lyžice nasekanej čerstvej šalvie

1 polievková lyžica nasekaného čerstvého majoránu

1 lyžička čerstvo mletého čierneho korenia

¼ lyžičky čerstvo mletého muškátového orieška

⅛ lyžičky mletých klinčekov

4 natvrdo uvarené veľké vajcia, vychladené a olúpané*

½ šálky mandľovej múky

1 lyžička sušenej šalvie, rozdrvená

½ lyžičky sušeného majoránu, drveného

2 lyžice extra panenského olivového oleja

Horčica v štýle Dijon (pozrirecept)

1. Predhrejte rúru na 375 °F. Vyložte plech na pečenie pergamenovým papierom alebo fóliou; odložiť. Vo veľkej miske kombinujte bravčové mäso, čerešne, čerstvú šalviu, čerstvú majoránku, korenie, muškátový oriešok a klinčeky.

2. Bravčovú zmes vytvarujte do štyroch rovnakých placiek. Na každú placku položte jedno vajce. Okolo každého vajíčka vytvarujte placku. V plytkej miske alebo koláčovom tanieri zmiešajte mandľovú múku, sušenú šalviu a sušený majorán. Každé

vajce obalené klobásou rozvaľkáme v zmesi mandľovej múky, aby sa obalilo. Poukladáme na pripravený plech. Pokvapkáme olivovým olejom.

3. Pečte 35 až 40 minút alebo kým sa klobása neprepečie. Podávajte s horčicou v štýle Dijon.

*Tip: Ak chcete vajcia uvariť natvrdo, umiestnite vajcia v jednej vrstve do veľkého hrnca. Zakryte 1 až 2 palcami vody. Priveďte do varu. Nechajte variť 1 minútu. Odstráňte z tepla. Prikryte a nechajte 12 až 15 minút odstáť.

KARFIOLOVÉ STEAKY A VAJCIA

PRÍPRAVA:20 minút varenie: 25 minút množstvo: 4 porcie

Z NICH SA ODREŽÚ HRUBÉ PLÁTKYZ HLÁVKY KARFIOLU, ABY SA VYTVORILI VÝDATNÉ „STEAKY", KTORÉ SA POTOM OPEČÚ NA OLIVOVOM OLEJI DOHNEDA A DOCHRUMKAVA, POSYPÚ SA STRATENÝM VAJCOM A PODÁVAJÚ SA NA CESNAKOVO RESTOVANOM KELU.

1 karfiol, listy odstránené

1½ čajovej lyžičky údeného korenia (pozrirecept)

5 lyžíc extra panenského olivového oleja

4 veľké vajcia

1 lyžica bieleho alebo jablčného octu

2 veľké strúčiky cesnaku, mleté

4 šálky nasekaného kelu

1. Koniec stonky karfiolu položte na reznú dosku. Pomocou veľkého ostrého noža nakrájajte karfiol na štyri ½-palcové steaky zo stredu karfiolu, pričom prerežte koniec stonky (niektoré ružičky sa môžu uvoľniť, odložte na iné použitie).

2. Steaky ochutíme z oboch strán 1 lyžičkou údeného korenia. V extra veľkej panvici zohrejte 2 polievkové lyžice olivového oleja na stredne vysokú teplotu. Pridajte 2 steaky z karfiolu. Varte 4 minúty z každej strany alebo do zlatista a len mäkké. Vyberte z panvice a zľahka prikryte fóliou. Udržujte teplé v rúre na 200 ° F. Opakujte so zvyšnými 2 steakmi, použite ďalšie 2 polievkové lyžice olivového oleja.

3. Ak chcete vajcia pošírovať, naplňte samostatnú panvicu asi 3 palcami vody. Pridajte ocot a priveďte do varu. Vajcia rozbijte, jedno po druhom, do malej misky alebo ramekinu a jemne vsuňte do vriacej vody. Nechajte vajcia variť 30 až 45 sekúnd alebo kým

bielka nezačnú tuhnúť. Vypnite teplo. Prikryjeme a dusíme 3 až 5 minút, podľa toho, aké mäkké žĺtky máte radi.

4. Medzitým na tej istej panvici zohrejte zvyšnú 1 lyžicu olivového oleja. Pridajte cesnak a varte 30 sekúnd až 1 minútu. Pridajte kel a varte a miešajte 1 až 2 minúty alebo len do zvädnutia.

5. Na servírovanie rozdeľte kel na štyri taniere. Navrch dajte karfiolový steak a stratené vajíčko. Posypte vajcia zvyšnou ½ čajovej lyžičky údeného korenia a ihneď podávajte.

MORČACIE MÄSO, ŠPENÁT A ŠPARGĽA FRITTATA

PRÍPRAVA:20 minút grilovanie: 3 minúty množstvo: 2 až 3 porcie

TÁTO KRÁSNA FRITTATA POSIATA ZELENOU FARBOUIDE SPOLU VEĽMI RÝCHLO A JE TO SKVELÝ SPÔSOB, AKO ZAČAŤ DEŇ – ALEBO HO UKONČIŤ. JE IDEÁLNY NA RÝCHLU VEČERU, KEĎ NEMÁTE ČAS UVARIŤ SI NÁROČNEJŠIE JEDLO. LIATINOVÁ PANVICA NIE JE POTREBNÁ, ALE POSKYTNE VÁM VEĽMI DOBRÉ VÝSLEDKY.

2 lyžice extra panenského olivového oleja

1 strúčik cesnaku, mletý

4 unce mletých morčacích pŕs

¼ až ½ lyžičky čierneho korenia

½ šálky ½-palcových kúskov čerstvej špargle

1 šálka čerstvých listov baby špenátu, nasekaných

4 veľké vajcia

1 lyžica vody

2 lyžičky nasekaného čerstvého kôpru

1 polievková lyžica nasekanej čerstvej petržlenovej vňate

1. Predhrejte brojler s roštom umiestneným 4 palce od vykurovacieho telesa.

2. Na strednej panvici vhodnej do rúry zohrejte 1 polievkovú lyžicu olivového oleja na strednú teplotu. Pridajte cesnak; varíme a miešame do zlatista. Pridajte mletú morku; posypať korením. Varte a miešajte 3 až 4 minúty alebo kým mäso nezhnedne a neprevarí sa, pričom miešajte drevenou lyžicou, aby sa mäso rozbilo. Preneste varenú morku do misky; odložiť.

3. Vráťte panvicu na varnú dosku; nalejte zvyšnú 1 lyžicu olivového oleja do panvice. Pridajte špargľu; varíme a miešame na stredne vysokej teplote, kým nezmäkne. Vmiešame uvarenú morku a špenát. Varte 1 minútu.

4. V strednej miske rozšľaháme vajcia s vodou a kôprom. Nalejte vaječnú zmes na morčaciu zmes na panvici. Varte a miešajte 1 minútu. Presuňte panvicu do rúry a grilujte 3 až 4 minúty alebo kým vajcia nestuhnú a vrch nezhnedne. Posypeme nasekanou petržlenovou vňaťou.

TUNISKÉ MIEŠANÉ VAJÍČKA S PEČENOU PAPRIKOU A HARISSOU

PRÍPRAVA:30 minút grilovanie: 8 minút odstátie: 5 minút varenie: 5 minút množstvo: 4 porcie

1 malá červená sladká paprika

1 malá žltá sladká paprika

1 malá poblano čili paprička (viďtip)

1 lyžica extra panenského olivového oleja

6 veľkých vajec

¼ lyžičky mletej škorice

½ lyžičky mletého kmínu

⅓ šálky zlatých hrozienok

⅓ šálky nasekanej čerstvej petržlenovej vňate

1 polievková lyžica Harissa (pozrirecept)

1. Predhrejte brojler s roštom umiestneným 3 až 4 palce od tepla. Papriky pozdĺžne rozpolíme; odstráňte stonky a semená. Polovičky papriky položte reznou stranou nadol na plech vystlaný alobalom. Grilujte 8 minút alebo kým nebudú šupky papriky čierne. Papriky zabaľte do fólie. Nechajte 5 minút vychladnúť. Rozbaľte papriky; použite ostrý nôž na odlupovanie sčernených šupiek. Papriku nakrájajte na tenké prúžky; odložiť.

2. Vo veľkej mise zmiešajte vajcia, škoricu a rascu. Šľaháme do peny. Pridajte prúžky papriky, hrozienka, petržlenovú vňať a Harissu.

3. Vo veľkej panvici zohrejte olivový olej na strednom ohni. Pridajte vaječnú zmes na panvicu. Varte asi 5 až 7 minút, alebo kým vajcia nestuhnú, ale sú stále vlhké a lesklé, za častého miešania. Ihneď podávajte.

VAJCIA SHAKSHUKA

OD ZAČIATKU DO KONCA:35 minút vyrobí: 4 až 6 porcií

¼ šálky extra panenského olivového oleja

1 veľká cibuľa, rozpolená a nakrájaná na tenké plátky

1 veľká červená sladká paprika, nakrájaná na tenké plátky

1 veľká oranžová sladká paprika, nakrájaná na tenké plátky

1 lyžička mletého kmínu

½ lyžičky údenej papriky

½ lyžičky mletej červenej papriky

4 strúčiky cesnaku, mleté

2 14,5-uncové konzervy na kocky pečené organické paradajky bez soli

6 veľkých vajec

Čerstvo mleté čierne korenie

¼ šálky nasekaného čerstvého koriandra

¼ šálky strúhanej čerstvej bazalky

1. Predhrejte rúru na 400 °F. Vo veľkej panvici vhodnej na pečenie zohrejte olej na strednom ohni. Pridajte cibuľu a sladkú papriku. Varte a miešajte 4 až 5 minút alebo kým zelenina nezmäkne. Pridajte rascu, papriku, drvenú červenú papriku a cesnak; varíme a miešame 2 minúty.

2. Vmiešame paradajky. Priveďte do varu; znížiť teplo. Dusíme odkryté asi 10 minút alebo do zhustnutia.

3. Rozbite vajcia na panvici nad paradajkovou zmesou. Presuňte panvicu do predhriatej rúry. Pečte odokryté 7 až 10 minút alebo kým vajcia nestuhnú (žĺtky by mali byť stále tekuté).

4. Posypeme čiernym korením. Ozdobte koriandrom a bazalkou; ihneď podávajte.

PEČENÉ VAJCIA S LOSOSOM A ŠPENÁTOM

PRÍPRAVA:20 minút pečenie: 15 minút vyrobí: 4 porcie

1 lyžica extra panenského olivového oleja

1 lyžica lístkov čerstvého tymiánu

Čerstvo nastrúhaný muškátový oriešok

10 uncí listov baby špenátu (6 šálok zabalených)

2 lyžice vody

8 uncí grilovaného alebo pečeného lososa

1 lyžička jemne nastrúhanej citrónovej kôry

½ čajovej lyžičky údeného korenia (pozrirecept)

8 veľkých vajec

1. Predhrejte rúru na 375 °F. Vnútro štyroch 6- až 8-uncových ramekinov potrite olivovým olejom. Listy tymiánu rovnomerne posypte medzi ramekiny; jemne posypeme čerstvo nastrúhaným muškátovým orieškom. Odložte bokom.

2. V zakrytom strednom hrnci zmiešajte špenát a vodu. Priveďte do varu; odstrániť z tepla. Špenát nadvihnite a otočte kliešťami, kým nezvädne. Vložte špenát do jemného sita; pevne zatlačte, aby sa uvoľnila prebytočná tekutina. Špenát rozdeľte medzi pripravené ramekiny. Lososa rovnomerne rozdelíme medzi ramekiny. Lososa posypeme citrónovou kôrou a údeným korením. Do každého ramekinu rozklepnite 2 vajíčka.

3. Naplnené rožky vložte do veľkého pekáča. Nalejte horúcu vodu do pekáča, kým nebude do polovice po stranách rožkov. Opatrne presuňte pekáč do rúry.

4. Pečte 15 až 18 minút alebo kým bielka nestuhnú. Ihneď podávajte.

VAJEČNÁ POLIEVKA S CIBUĽKOU, HUBAMI A BOK CHOY

PRÍPRAVA:30 minút odstáť: 10 minút variť: 5 minút vyrobí: 4 až 6 porcií

0,5 unce wakame sušenej na slnku

3 lyžice nerafinovaného kokosového oleja

2 šalotky, mleté

1 2-palcový kúsok čerstvého zázvoru, olúpaný a nakrájaný na veľmi tenké prúžky veľkosti zápalky

1 badián

1 libra shiitake húb, odstopkovaných a nakrájaných na plátky

1 čajová lyžička prášku z piatich korení

¼ lyžičky čierneho korenia

8 šálok vývaru z hovädzích kostí (viď recept) alebo hovädzí vývar bez pridania soli

¼ šálky čerstvej citrónovej šťavy

3 veľké vajcia

6 cibuliek, nakrájaných na tenké plátky

2 hlavy baby bok choy, nakrájané na ¼ palca hrubé plátky

1. V strednej miske zakryte wakame horúcou vodou. Nechajte odstáť 10 minút, alebo kým nie sú mäkké a poddajné. Dobre vypustite; dobre opláchnite a znova sceďte. Nakrájajte prúžky wakame na 1-palcové kúsky; odložiť.

2. Vo veľkom hrnci zohrejte kokosový olej na strednom ohni. Pridajte šalotku, zázvor a badián. Varte a miešajte asi 2 minúty alebo kým šalotka nebude priehľadná. Pridajte huby; varíme a miešame 2 minúty. Huby posypte práškom z piatich korení a korením; varíme a miešame 1 minútu. Pridajte rezervované wakame, vývar z hovädzích kostí a citrónovú šťavu. Zmes priveďte do varu.

3. V malej miske rozšľaháme vajíčka. Do vriaceho vývaru nakvapkajte rozšľahané vajcia a vývarom šľahajte pohybom po osmičke. Odstráňte polievku z tepla. Vmiešame cibuľku. Rozdeľte bok choy medzi veľké vyhrievané misky. Naberačku polievku do misiek; ihneď podávajte.

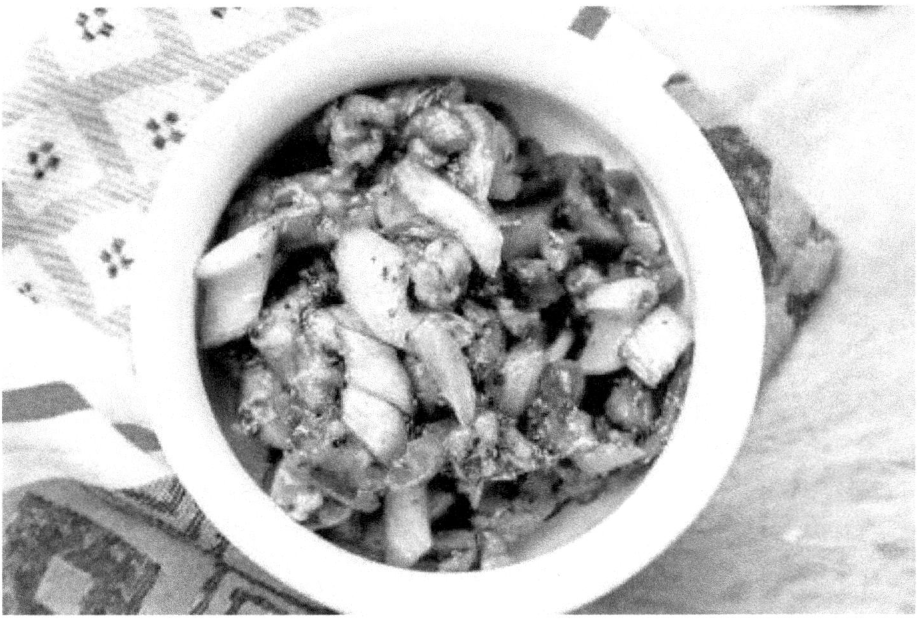

PERZSKÁ SLADKÁ OMELETA

OD ZAČIATKU DO KONCA:30 minút vyrobí: 4 porcie

6 veľkých vajec

½ lyžičky mletej škorice

¼ lyžičky mletého kardamónu

¼ lyžičky mletého koriandra

1 lyžička najemno nastrúhanej pomarančovej kôry

½ čajovej lyžičky čistého vanilkového extraktu

1 lyžica rafinovaného kokosového oleja

⅔ šálky surových kešu orieškov, nahrubo nasekaných a opečených

⅔ šálky surových mandlí, nahrubo nasekaných a opražených

⅔ šálky vykôstkovaných a nakrájaných datlí Medjool

½ šálky surového strúhaného kokosu

1. V strednej miske vyšľaháme vajcia, škoricu, kardamón, koriander, pomarančovú kôru a vanilkový extrakt do peny; odložiť.

2. Vo veľkej panvici zohrejte kokosový olej na stredne vysokej teplote, kým kvapka vody kvapká do stredu panvice. Pridajte zmes vajec; znížiť teplo na stredné.

3. Nechajte vajcia uvariť, kým nezačnú tuhnúť na okrajoch panvice. Pomocou žiaruvzdornej špachtle jemne zatlačte jeden okraj vaječnej zmesi smerom k stredu panvice, pričom panvicu nakláňajte, aby mohla zvyšná tekutá vaječná zmes tiecť pod ňu. Opakujte proces okolo okrajov panvice, kým tekutina takmer nestuhne, ale vajcia sú stále vlhké a lesklé. Uvoľnite okraje omelety pomocou špachtle; jemne vysuňte omeletu z panvice na servírovací tanier.

4. Na vrch omelety posypte kešu oriešky, mandle, datle a kokos. Ihneď podávajte.

KREVETY A KRAB CHAWANMUSHI

PRÍPRAVA:30 minút varenie: 30 minút chladenie: 30 minút vyrobí: 4 porcie

„CHAWANMUSHI" SA DOSLOVNE PREKLADÁ AKO „VARENIE V ŠÁLKE ČAJU",ČO ODKAZUJE NA TO, AKO SA TENTO JAPONSKÝ VAJEČNÝ PUDING TRADIČNE VARÍ – DUSENÝ V ŠÁLKE. KRÉMOVÉ, SLANÉ JEDLO MÔŽEME PODÁVAŤ TEPLÉ ALEBO VYCHLADENÉ. TROCHU KULINÁRSKYCH DROBNOSTÍ: JE TO JEDNO Z MÁLA JAPONSKÝCH JEDÁL, KTORÉ SA JEDÁVA LYŽIČKOU.

2 unce čerstvých alebo mrazených kreviet, olúpaných, zbavených a nasekaných

1½ unce čerstvého alebo mrazeného mäsa Dungeness alebo snežného kraba*

2½ šálky vývaru z kuracích kostí (pozrirecept), Vývar z hovädzích kostí (pozrirecept), alebo kurací alebo hovädzí vývar bez pridania soli, vychladený

⅔ šálky húb shiitake odstopkovaných a nasekaných

1 1-palcový kúsok čerstvého zázvoru, olúpaný a nakrájaný na tenké plátky

⅛ čajovej lyžičky prášku z piatich korení bez obsahu soli

3 veľké vajcia, rozšľahané

⅓ šálky malej cukety nakrájanej na kocky

2 polievkové lyžice nasekaného čerstvého koriandra

1. Rozmrazte krevety a kraby, ak sú zmrazené. Opláchnite krevety a kraby; osušte papierovými utierkami. Odložte bokom. V malom hrnci priveďte do varu 1½ šálky vývaru, ⅓ šálky nasekaných húb shiitake, zázvor a prášok z piatich korení; znížiť teplo. Mierne varte, kým sa nezníži na 1 šálku, asi 15 minút. Odstráňte panvicu z tepla. Vmiešajte zvyšnú 1 šálku vývaru; nechajte vychladnúť na izbovú teplotu, asi 20 minút.

2. Po úplnom vychladnutí vývaru jemne zašľahajte vajcia, pričom doň pridajte čo najmenej vzduchu. Zmes preceďte cez misku cez jemné sito; zlikvidujte pevné látky.

3. Rozdeľte krevety, kraby, cuketu, koriander a zvyšnú ⅓ šálku húb medzi štyri 8- až 10-uncové ramekiny alebo hrnčeky. Rozdeľte vaječnú zmes medzi ramekiny, ktoré naplnia každý do polovice až troch štvrtín; odložiť.

4. Naplňte extra veľkú nádobu 1½ palca vody. Prikryjeme a privedieme do varu. Znížte teplo na stredne nízke. Usporiadajte štyri ramekiny vnútri hrnca. Opatrne nalejte toľko ďalšej vriacej vody, aby siahala do polovice strán ramekinov. Ramekiny voľne prikryte fóliou. Hrniec prikryte tesniacou pokrievkou a varte v pare asi 15 minút alebo kým zmes vajec nestuhne. Ak chcete otestovať pripravenosť, vložte špáradlo do stredu pudingu. Keď vyjde číry vývar, je hotovo. Opatrne odstráňte ramekiny. Pred podávaním nechajte 10 minút vychladnúť. Podávajte teplé alebo vychladené.

Poznámka: Skôr ako začnete s receptom, nájdite extra veľký hrniec s tesne priliehajúcim vekom, ktorý umožňuje, aby v ňom mohli stáť štyri nádoby alebo hrnčeky. Kým sú hrnčeky vo vnútri, nájdite čistú 100% bavlnenú kuchynskú utierku alebo utierku, ktorá zakryje vrchnú časť hrnčeka bez toho, aby prekážala na veku.

*Tip: Na získanie 1½ unce krabieho mäsa budete potrebovať 4 unce kraba v škrupine.

Tip: Huby a koreniny vylúhujú chuť vývaru v kroku 1. Pre rýchlejšiu verziu použite 2 šálky vývaru a začnite krokom 2, pričom vynechajte zázvor, prášok z piatich korení a ⅓ šálky shiitake. Vaječnú zmes nie je potrebné cediť.

KURACIA KLOBÁSA HASH

PRÍPRAVA:20 minút varenie: 15 minút vyrobí: 4 až 6 porcií

HOCI TENTO PIKANTNÝ HASH JE PERFEKTNÝCHUTNÉ SAMO O SEBE, ROZBITIE ČERSTVÝCH VAJÍČOK NA ZÁREZY V HAŠI A ICH UVARENIE LEN DO MIERNEHO STUHNUTIA - TAKŽE ŽĹTOK ZATEČIE DO HAŠE - ROBÍ TO OBZVLÁŠŤ CHUTNÉ.

2 libry mletého kuracieho mäsa

1 lyžička sušeného tymiánu

1 lyžička sušenej šalvie

½ lyžičky sušeného rozmarínu

¼ lyžičky čierneho korenia

2 lyžice extra panenského olivového oleja

2 šálky nakrájanej cibule

1 lyžica mletého cesnaku

1 šálka nakrájanej zelenej papriky

1 šálka strúhanej červenej alebo zlatej repy

½ šálky vývaru z kuracích kostí (pozrirecept) alebo kurací vývar bez pridania soli

1. Vo veľkej miske zmiešajte mleté kuracie mäso, tymian, šalviu, rozmarín a čierne korenie, pracovnú zmes spolu s rukami, aby sa korenie rovnomerne rozložilo v mäse.

2. V extra veľkej panvici zohrejte 1 polievkovú lyžicu oleja na stredne vysokú teplotu. Pridajte kuracie mäso; varte asi 8 minút alebo kým jemne nezhnedne, pričom miešajte drevenou vareškou, aby sa mäso rozbilo. Pomocou dierovanej lyžice vyberte mäso z panvice; odložiť. Vypustite tuk z panvice. Utrite panvicu čistou papierovou utierkou.

3. V tej istej panvici zohrejte zvyšnú 1 lyžicu oleja na strednom ohni. Pridajte cibuľu a cesnak; varte asi 3 minúty alebo kým cibuľa

nezmäkne. Pridajte sladkú papriku a strúhanú repu do cibuľovej zmesi; varte asi 4 až 5 minút, alebo kým zelenina nezmäkne, za občasného miešania. Vmiešame odloženú kuraciu zmes a vývar z kuracích kostí. Prehrejte.

Tip: Ak chcete, urobte do kríža štyri zarážky; do každej priehlbiny rozbijte vajíčko. Prikryte a varte na strednom ohni, kým vajcia nie sú požadované hotové.

ROZMARÍNOVO-HRUŠKOVÉ RAŇAJKOVÉ KLOBÁSY

PRÍPRAVA:20 minút varenia: 8 minút na dávku vyrobí: 4 (2 placky) porcie

STRÚHANÁ HRUŠKA DÁVA TIETO PIKANTNÉ KLOBÁSYNÁDYCH SLADKOSTI, KTORÝ SKVELE DOPĹŇA ÚDENÚ CHUŤ PAPRIKY. VYCHUTNAJTE SI ICH SAMOTNÉ ALEBO S VAJÍČKAMI.

1 libra mletého bravčového mäsa

1 stredne zrelá hruška (napríklad Bosc, Anjou alebo Bartlett), olúpaná, zbavená jadier a nastrúhaná

2 lyžice jemne nasekanej cibuľky

2 lyžičky nasekaného čerstvého rozmarínu

1 lyžička semien feniklu, drvené

½ lyžičky údenej papriky

¼ až ½ lyžičky čerstvo mletého čierneho korenia

2 strúčiky cesnaku, mleté

1 lyžica olivového oleja

1. V strednej miske zmiešajte mleté bravčové mäso, hrušku, cibuľku, rozmarín, feniklové semienka, údenú papriku, korenie a cesnak. Jemne premiešajte ingrediencie, kým sa dôkladne nespoja. Zmes rozdeľte na osem rovnakých častí. Vytvarujte osem placiek s hrúbkou ½ palca.

2. V extra veľkej panvici zohrejte olivový olej na strednom ohni, kým nebude horúci. Pridajte polovicu placiek; varte 8 až 10 minút alebo kým dobre nezhnednú a neprevaria, pričom v polovici otočte párky. Vyberte z panvice a položte na tanier vystlaný papierovou utierkou, aby odkvapkal; stan ľahko s fóliou, aby sa udržal v teple pri varení zostávajúcich párkov.

PANVICA NA STRÚHANÉ HOVÄDZIE MÄSO NA KUBÁNSKY SPÔSOB

OD ZAČIATKU DO KONCA:30 minút vyrobí: 4 porcie

ZVYŠKY HRUDE SÚ IDEÁLNE NA POUŽITIEV TOMTO RECEPTE. VYSKÚŠAJTE TO, KEĎ SI VYCHUTNÁTE MEXICKÚ DUSENÚ HRUĎ S MANGOM, JICAMOU, ČILI A ŠALÁTOM Z PEČENÝCH TEKVICOVÝCH JADIEROK (POZRIRECEPT) ALEBO RÍMSKY ZÁBAL S STRÚHANÝM HOVÄDZÍM HRUDNÍKOM A ČERSTVOU ČERVENOU ČILI HARISSOU (POZRIRECEPT) NA VEČERU.

1 zväzok kapustovej zeleniny alebo 4 šálky jemne zabaleného surového špenátu

2 lyžice extra panenského olivového oleja

½ šálky nakrájanej cibule

2 stredne zelené sladké papriky nakrájané na prúžky

2 čajové lyžičky sušeného oregana

½ lyžičky mletého kmínu

½ lyžičky mletého koriandra

½ lyžičky údenej papriky

3 strúčiky cesnaku, mleté

2 unce vareného hovädzieho mäsa, nastrúhaného

1 lyžička najemno nastrúhanej pomarančovej kôry

⅓ šálky čerstvej pomarančovej šťavy

1 šálka rozpolených cherry paradajok

1 lyžica čerstvej limetkovej šťavy

1 zrelé avokádo zbavené semienok, ošúpané a nakrájané na plátky

1. Odstráňte a zlikvidujte hrubé stonky z kríkov. Listy nakrájajte na kúsky veľkosti sústa; odložiť.

2. V extra veľkej panvici zohrejte olivový olej na strednom ohni. Pridajte cibuľu a sladkú papriku; varte 3 až 5 minút alebo kým zelenina nezmäkne. Pridajte oregano, rascu, koriander, údenú

papriku a cesnak; dobre premiešajte. Pridajte nasekané hovädzie mäso, pomarančovú kôru a pomarančový džús; premiešajte, aby sa spojili. Pridajte golierovú zeleninu a paradajky. Varte prikryté 5 minút alebo len dovtedy, kým paradajky nezačnú vytekať šťavu a obojky budú mäkké. Pokvapkáme limetkovou šťavou. Podávame s nakrájaným avokádom.

FRENCH POULET PANVICA

PRÍPRAVA:40 minút varenie: 10 minút odstáť: 2 minúty vyrobí: 4 až 6 porcií

VARENÉ KURA JE VHODNÉ MAŤV CHLADNIČKE, ABY SA RAŇAJKY BOHATÉ NA BIELKOVINY PRIPRAVOVALI OVEĽA RÝCHLEJŠIE. ČI UŽ ZO ZVYŠKOV PEČENÉHO KURČAŤA SO ŠAFRÁNOM A CITRÓNOM (VIĎRECEPT) ALEBO JEDNODUCHO Z PEČENÉHO KURČAŤA, KTORÉ VYRÁBATE ŠPECIÁLNE NA POUŽITIE V JEDLÁCH, AKO JE TOTO, JE SKVELÉ MAŤ HO PO RUKE.

1 0,5-uncový balíček sušených húb

8 uncí čerstvej špargle

2 lyžice olivového oleja

1 fenikel strednej veľkosti, zbavený jadier a nakrájaný na tenké plátky

⅔ šálky nakrájaného póru, len bielych a svetlozelených častí

1 polievková lyžica provensálskych byliniek

3 šálky na kocky nakrájaného vareného kuracieho mäsa

1 šálka nakrájaných paradajok zbavených semienok

¼ šálky vývaru z kuracích kostí (pozrirecept) alebo kurací vývar bez pridania soli

¼ šálky suchého bieleho vína

2 čajové lyžičky jemne nastrúhanej citrónovej kôry

4 šálky nahrubo nasekaných červených alebo dúhových listov švajčiarskeho mangoldu

¼ šálky nasekanej čerstvej bazalky

2 polievkové lyžice nasekanej čerstvej mäty

1. Rehydratujte sušené huby podľa návodu na obale; vypustiť. Opláchnite a znova vypustite; odložiť.

2. Medzitým odlomíme a zlikvidujeme drevnaté základy zo špargle. V prípade potreby zoškrabte šupiny. Nakrájajte špargľu na 2-palcové kúsky. Vo veľkom hrnci varte špargľu vo vriacej vode

3 minúty alebo do chrumkava; vypustiť. Okamžite ponorte do ľadovej vody, aby ste zastavili varenie; odložiť.

3. V extra veľkej panvici zohrejte olej na strednom ohni. Pridajte fenikel, pór a provensálske bylinky; varíme 5 minút alebo kým fenikel nezačne hnednúť, občas premiešame. Pridajte rehydratované huby, špargľu, kuracie mäso, paradajky, vývar z kuracích kostí, víno a citrónovú kôru. Priveďte do varu. Prikryte a znížte teplo na minimum. Dusíme 5 minút alebo kým fenikel a špargľa nezmäknú a paradajky šťavnaté. Odstráňte z tepla. Vmiešame mangold a necháme 2 minúty alebo do zvädnutia postáť. Posypeme bazalkou a mätou.

PSTRUH SO SLADKÝMI ZEMIAKMI

PRÍPRAVA:35 minút pečenie: 6 minút varenie: 1 minúta na dávku zemiakov: 4 porcie

AJ KEĎ STE NECHYTILI PSTRUHAV HORSKOM POTOKU VÁM TOTO JEDLO SPÔSOBÍ TAK TROCHU POCIT, AKOBY STE SI VYCHUTNÁVALI „RAŇAJKY NA POBREŽÍ" PRI PRASKAJÚCOM OHNI.

4 6-uncové čerstvé alebo mrazené filety zo pstruha bez kože, hrubé ¼ až ½ palca

1½ čajovej lyžičky údeného korenia (pozrirecept)

¼ až ½ lyžičky čierneho korenia (voliteľné)

3 lyžice rafinovaného kokosového oleja

1½ libry bielych alebo žltých sladkých zemiakov, olúpaných

Rafinovaný kokosový olej na vyprážanie*

Nasekaná čerstvá petržlenová vňať

Nakrájaná cibuľa

1. Predhrejte rúru na 400 °F. Rozmrazte ryby, ak sú zmrazené. Opláchnite ryby; osušte papierovými utierkami. Posypte filé údenárskym korením a ak chcete, korením. V extra veľkej panvici zohrejte 2 polievkové lyžice oleja na stredne vysokú teplotu. Umiestnite filé na panvicu a pečte odkryté 6 až 8 minút, alebo kým sa ryba pri skúšaní vidličkou nezačne šúpať. Vyberte z rúry.

2. Medzitým pomocou škrabky na julienne alebo mandolíny s vykrajovačom julienne nakrájajte sladké zemiaky pozdĺžne na dlhé tenké pásiky. Zemiakové prúžky zabaľte do papierovej utierky s dvojnásobnou hrúbkou a absorbujte prebytočnú vodu.

3. Vo veľkom hrnci s aspoň 8 palcov vysokými stranami zohrejte 2 až 3 palce rafinovaného kokosového oleja na 365 °F. Do rozpáleného oleja opatrne pridávame zemiaky, asi po štvrtine. (Olej v hrnci stúpne.) Smažte asi 1 až 3 minúty na dávku alebo kým

nezačne hnednúť, raz alebo dvakrát premiešajte. Zemiaky rýchlo vyberte pomocou dlhej štrbinovej lyžice a nechajte ich osušiť na papierových utierkach. (Zemiaky sa môžu rýchlo prevariť, preto ich skontrolujte včas a často.) Pred pridaním každej dávky zemiakov nezabudnite zohriať olej na 365 °F.

4. Pstruhy posypte petržlenovou vňaťou a cibuľkou; podávajte so sladkými zemiakmi.

*Tip: Budete potrebovať dve až tri 29-uncové nádoby kokosového oleja, aby ste mali dostatok oleja na vyprážanie.

LOSOSOVÉ KARBONÁTKY S TOMATILLO-MANGOVOU SALSOU, STRATENÝM VAJCOM A CUKETOVÝMI STUŽKAMI

PRÍPRAVA:25 minút chlad: 30 minút varenie: 16 minút vyrobí: 4 porcie

TOTO NEMUSIA BYŤ RAŇAJKYPRED ODCHODOM DO PRÁCE VO VŠEDNÝ DEŇ RÁNO, ALE JE TO PÔSOBIVÝ A ABSOLÚTNE CHUTNÝ VÍKENDOVÝ BRUNCH PRE PRIATEĽOV ALEBO RODINU

10 uncí vareného lososa*

2 bielka

½ šálky mandľovej múky

⅓ šálky strúhaných sladkých zemiakov

2 polievkové lyžice na tenké plátky nakrájanej cibuľky

2 polievkové lyžice nasekaného čerstvého koriandra

2 polievkové lyžice Chipotle Paleo Mayo (pozrirecept)

1 lyžica čerstvej limetkovej šťavy

1 lyžička mexického korenia (pozrirecept)

Čierne korenie

4 lyžice olivového oleja

1 recept Cuketové stuhy (viďrecept, nižšie)

4 vajcia, pošírované (viďrecept na karfiolové steaky a vajíčka)

Tomatillo-Mango Salsa (pozrirecept, nižšie)

1 zrelé avokádo, olúpané, zbavené semienok a nakrájané na plátky

1. Na lososové karbonátky vo veľkej miske pomocou vidličky nastrúhajte uvareného lososa na malé kúsky. Pridajte vaječný bielok, mandľovú múku, sladké zemiaky, cibuľku, koriander, Chipotle Paleo Mayo, limetkovú šťavu, mexické korenie a korenie podľa chuti. Zľahka premiešame, aby sa spojili. Rozdeľte zmes na osem častí; každú porciu vytvarujte do placky. Placky položte na

plech vystlaný papierom na pečenie. Pred vyprážaním prikryte a nechajte vychladnúť aspoň 30 minút. (Koláče môžu byť chladené 1 deň pred podávaním.)

2. Predhrejte rúru na 300°F. Vo veľkej nepriľnavej panvici zohrejte 2 lyžice olivového oleja na stredne vysokú teplotu. Pridajte polovicu koláčov na panvicu; varte asi 8 minút alebo do zlatista, pričom v polovici varenia koláče otočte. Koláčiky preložíme na iný plech vystlaný papierom na pečenie a vložíme do rúry. Zvyšné koláčiky opečte na zvyšných 2 lyžiciach oleja podľa návodu.

3. Na servírovanie poukladajte cuketové stuhy do hniezda na každom zo štyroch servírovacích tanierov. Navrch dajte 2 lososové koláčiky, stratené vajce, salsu z Tomatillo-Mango a plátky avokáda.

Cuketové stužky: Z 2 cukiet odrežeme konce. Pomocou mandolíny alebo škrabky na zeleninu oholʹte z každej cukety dlhé stužky. (Aby stuhy zostali neporušené, prestaňte sa holiť, keď dosiahnete jadro semien v strede tekvice.) Vo veľkej panvici zohrejte 1 polievkovú lyžicu olivového oleja na stredne vysokú teplotu. Pridajte cuketu a ⅛ lyžičky mletého kmínu; varte 2 až 3 minúty alebo do chrumkava, pomocou kliešťí jemne poprehadzujte stuhy, aby sa rovnomerne uvarili. Pokvapkáme limetkovou šťavou.

Tomatillo-Mango Salsa: Predhrejte rúru na 450 ° F. 8 tomatillos olúpeme a rozpolíme. Na plech na pečenie poukladajte paradajky; 1 šálka nakrájanej cibule; 1 nasekané čerstvé jalapeňo so semienkami; a 2 strúčiky olúpaného cesnaku. Pokvapkáme 1 lyžicou olivového oleja; hodiť do kabáta. Zeleninu restujte asi 15 minút, alebo kým nezačne mäknúť a hnednúť. Nechajte 10 minút vychladnúť. Zeleninu a prípadné šťavy preneste do kuchynského robota. Pridajte ¾ šálky nasekaného, ošúpaného manga a ¼ šálky čerstvého koriandra. Prikryte a nasekajte nahrubo. Preneste salsu do misky; vmiešajte ďalšie ¾ šálky nasekaného, olúpaného manga. (Salsa môže byť pripravená 1 deň vopred a vychladená. Pred podávaním nechajte zohriať na izbovú teplotu.)

*Tip: V prípade vareného lososa predhrejte rúru na 425 °F. Na plech vystlaný papierom na pečenie položte 8-uncový filet z lososa. Pečte 6 až 8 minút na ½ palca hrúbky ryby, alebo kým sa ryby ľahko nelúpajú pri testovaní vidličkou.

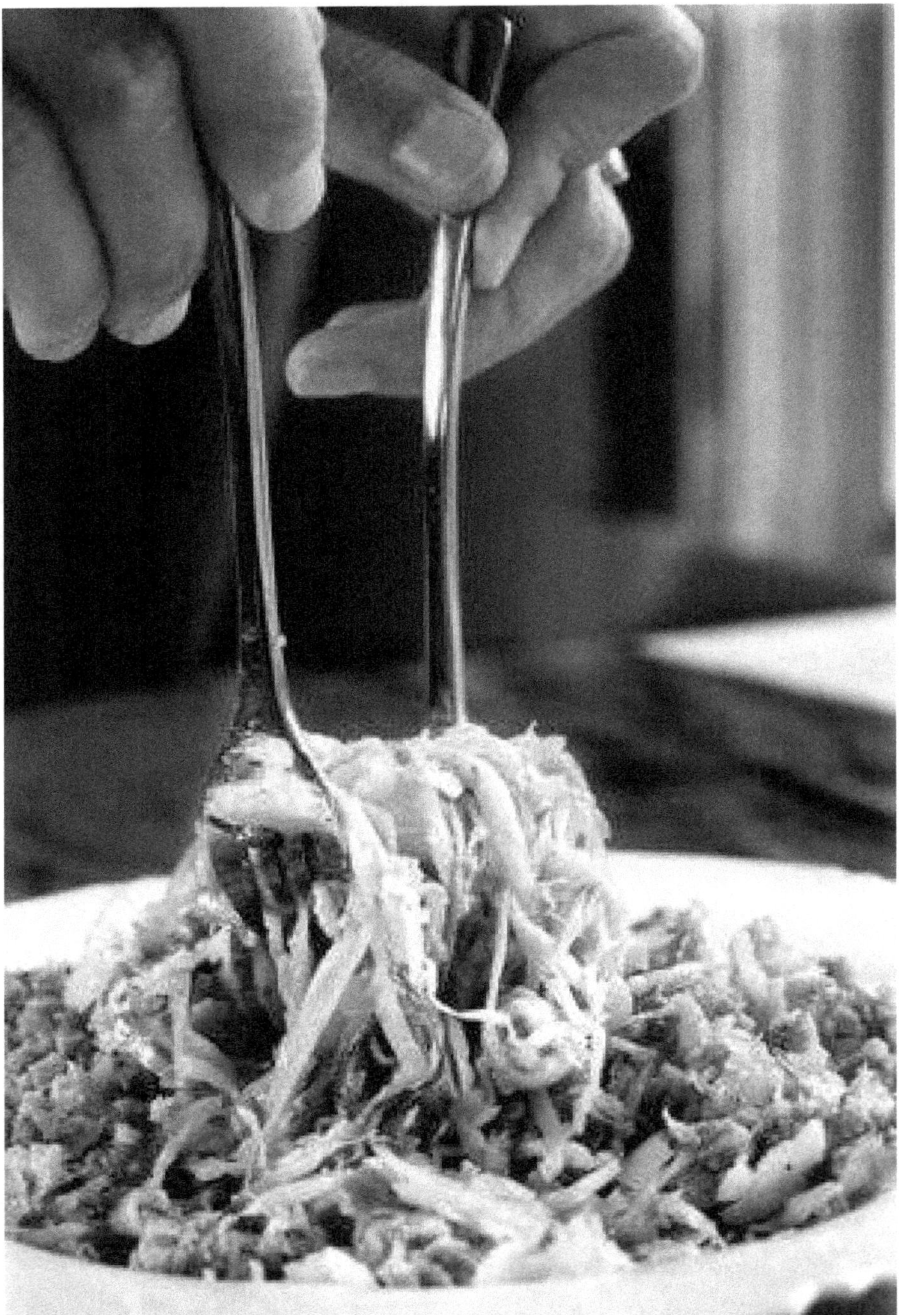

JABLKOVO-ĽANOVÉ ZDVIHÁKY

OD ZAČIATKU DO KONCA:30 minút vyrobí: 4 porcie

TIETO FLAPJACKS BEZ MÚKY SÚ CHRUMKAVÉNA VONKAJŠEJ STRANE A JEMNÉ VO VNÚTRI. VYROBENÉ Z STRÚHANÉHO JABLKA A LEN TROCHY ĽANOVEJ MÚČKY A VAJÍČKA, KTORÉ ICH SPOJA, SÚ RAŇAJKOVOU POCHÚŤKOU, KTORÚ DETI (AJ DOSPELÍ) ZHLTNÚ.

4 veľké vajcia, zľahka rozšľahané

2 veľké neošúpané jablká zbavené jadierok a nastrúhané najemno

½ šálky ľanovej múčky

¼ šálky jemne nasekaných vlašských alebo pekanových orechov

2 lyžičky najemno nastrúhanej pomarančovej kôry

1 čajová lyžička čistého vanilkového extraktu

1 lyžička mletého kardamónu alebo škorice

3 lyžice nerafinovaného kokosového oleja

½ šálky mandľového masla

2 lyžičky najemno nastrúhanej pomarančovej kôry

¼ lyžičky mletého kardamónu alebo škorice

1. Vo veľkej mise zmiešajte vajcia, nastrúhané jablká, ľanovú múčku, orechy, pomarančovú kôru, vanilku a 1 lyžičku kardamónu. Miešajte, kým sa dobre nespojí. Nechajte cesto stáť 5 až 10 minút, aby zhustlo.

2. Na panvici alebo na panvici roztopte na strednom ohni 1 polievkovú lyžicu kokosového oleja. Pre každý Apple-Flax Jack kvapnite približne ⅓ šálky cesta na panvicu a mierne ju rozložte. Varte na miernom ohni 3 až 4 minúty z každej strany alebo kým nie sú jacky zlatohnedé.

3. Medzitým v malej miske určenej na použitie v mikrovlnnej rúre zohrejte mandľové maslo na nízkej teplote, kým sa nedá rozotrieť. Podávajte na vrchu Apple-Flax Jacks a posypte pomarančovou kôrou a ďalším kardamónom.

POMARANČOVO-ZÁZVOROVÁ PALEO GRANOLA

PRÍPRAVA:15 minút varenie: 5 minút odstátie: 4 minúty pečenie: 27 minút chladenie: 30 minút množstvo: 8 (½ šálky) porcií

TENTO CHRUMKAVÝ ORIEŠOK A SUŠENÉ OVOCIE „CEREÁLIE"JE LAHODNÝ PRELIATY MANDĽOVÝM ALEBO KOKOSOVÝM MLIEKOM A KONZUMOVANÝ LYŽIČKOU, ALE JE TIEŽ SKVELÝM RÝCHLYM RAŇAJKOVANÍM ALEBO MAŠKRTOU NASUCHO.

⅔ šálky čerstvej pomarančovej šťavy

1 ½-palcový kúsok čerstvého zázvoru, olúpaný a nakrájaný na tenké plátky

1 lyžička lístkov zeleného čaju

2 lyžice nerafinovaného kokosového oleja

1 šálka nahrubo nasekaných surových mandlí

1 šálka surových makadamových orechov

1 šálka lúpaných surových pistáciových orieškov

½ šálky nesladených kokosových lupienkov

¼ šálky nasekaných nesírených, nesladených sušených marhúľ

2 polievkové lyžice nasekaných sušených nesírených, nesladených odstopkovaných sušených fíg

2 polievkové lyžice nesírených, nesladených zlatých hrozienok

Nesladené mandľové mlieko alebo kokosové mlieko

1. Predhrejte rúru na 325 °F. V malom hrnci zohrejte pomarančový džús až do varu. Pridajte plátky zázvoru. Varte jemne, odokryté, asi 5 minút alebo kým sa nezredukuje na približne ⅓ šálky. Odstráňte z tepla; pridajte listy zeleného čaju. Prikryjeme a necháme 4 minúty lúhovať. Zmes pomarančovej šťavy precedíme cez jemné sito. Čajové lístky a plátky zázvoru zlikvidujte. Pridajte kokosový olej do horúcej zmesi pomarančovej šťavy a miešajte, kým sa neroztopí. Vo veľkej mise kombinujte mandle, makadamové orechy a pistáciové oriešky. Pridajte zmes

pomarančovej šťavy; hodiť do kabáta. Rovnomerne rozotrieme do veľkého pekáča s okrajom.

2. Odkryté pečieme 15 minút a v polovici pečenia miešame. Pridajte kokosové lupienky; zmes premiešajte a naneste na rovnomernú vrstvu. Pečte ešte asi 12 až 15 minút alebo kým orechy nie sú opečené a dozlatista, raz premiešajte. Pridajte marhule, figy a hrozienka; miešajte, kým sa dobre nespoja. Rozložte granolu na veľký kus fólie alebo čistý plech na pečenie; úplne vychladnúť. Podávame s mandľovým alebo kokosovým mliekom.

Skladovanie: Granolu vložte do vzduchotesnej nádoby; uchovávajte pri izbovej teplote až 2 týždne alebo v mrazničke až 3 mesiace.

DUSENÉ BROSKYNE A BOBUĽOVÉ OVOCIE S OPEČENÝM KOKOSOVO-MANDĽOVÝM CHRUMKANÍM

PRÍPRAVA:20 minút pečenie: 1 hodina varenie: 10 minút vyrobí: 4 až 6 porcií

ODLOŽTE SI TO NA SEZÓNU BROSKÝŇ— VO VÄČŠINE ČASTÍ KRAJINY ZVYČAJNE KONCOM JÚLA, AUGUSTA A ZAČIATKOM SEPTEMBRA — KEĎ SÚ BROSKYNE NAJSLADŠIE A NAJŠŤAVNATEJŠIE. SÚ TO SKVELÉ RAŇAJKY, ALE MÔŽETE SI ICH VYCHUTNAŤ AJ AKO DEZERT

6 zrelých broskýň

½ šálky nesladených, nesírených sušených broskýň, jemne nakrájaných*

¾ šálky čerstvej pomarančovej šťavy

¼ šálky nerafinovaného kokosového oleja

½ lyžičky mletej škorice

1 šálka nesladených kokosových vločiek

1 šálka nahrubo nasekaných surových mandlí

¼ šálky nesolených surových slnečnicových semienok

1 polievková lyžica čerstvej citrónovej šťavy

1 vanilkový lusk, rozpoltený a vyškrabané semená

1 šálka malín, čučoriedok, černíc a/alebo nahrubo nakrájaných jahôd

1. Vo veľkom hrnci priveďte do varu 8 šálok vody. Ostrým nožom narežeme na spodnej časti každej broskyne plytké X. Ponorte broskyne po dvoch do vriacej vody na 30 až 60 sekúnd alebo kým sa šupka nezačne štiepiť. Pomocou štrbinovej lyžice preneste broskyne do veľkej misy s ľadovou vodou. Keď je dostatočne vychladnutý na manipuláciu, použite nôž alebo prsty na odlupovanie šupiek; vyhodiť kože. Broskyne nakrájajte na mesiačiky, kôstky odstráňte; odložiť.

2. Predhrejte rúru na 250 °F. Veľký plech vystelieme papierom na pečenie. V kuchynskom robote alebo mixéri zmiešajte 1 šálku plátkov broskýň, sušené broskyne, ¼ šálky pomarančového džúsu, kokosový olej a škoricu. Zakryte a spracujte alebo rozmixujte do hladka; odložiť.

3. Vo veľkej mise zmiešajte kokosové lupienky, mandle a slnečnicové semienka. Pridajte pyré broskyňovú zmes. Hodiť do kabáta. Orieškovú zmes preneste na pripravený plech a rovnomerne rozotrite. Pečte 60 až 75 minút alebo do sucha a chrumkava za občasného miešania. (Dávajte pozor, aby ste neprihoreli; zmes bude pri chladnutí ešte chrumkavejšia.)

4. Medzitým vložte zvyšné kolieska broskýň do stredne ťažkého hrnca. Vmiešajte zvyšnú ½ šálky pomarančovej šťavy, citrónovú šťavu a rozpoltený vanilkový lusk (so semienkami). Za občasného miešania priveďte na strednom ohni do varu. Znížte teplo na minimum; dusíme odkryté 10 až 15 minút alebo do zhustnutia za občasného miešania. Odstráňte struk z vanilkového lusku. Vmiešame bobule. Varte 3 až 4 minúty alebo kým sa bobule nezohrejú.

5. Na podávanie lyžicou dáme do misiek dusené broskyne. Každú porciu posypeme orechovou zmesou.

*Poznámka: Ak nemôžete nájsť nesírené sušené broskyne, môžete namiesto toho použiť ⅓ šálky nesírených sušených marhúľ, nasekaných.

STRAWBERRY-MANGO POWER SMOOTHIES

PRÍPRAVA:15 minút varenie: 30 minút robí: 4 (asi 8 uncí) porcie

REPA V TOMTO RAŇAJKOVOM NÁPOJIDODÁVA MU VITAMÍNY A MINERÁLY A NÁDHERNÝ ČERVENÝ ODTIEŇ. PRÁŠOK Z VAJEČNÝCH BIELKOV POSKYTUJE BIELKOVINY A PRI MIEŠANÍ NÁPOJA SA ŠĽAHA, ČÍM VZNIKÁ ĽAHŠIE A PENIVÉ SMOOTHIE.

1 stredne veľká červená repa, olúpaná a nakrájaná na štvrtiny (asi 4 unce)

2½ šálky lúpaných čerstvých jahôd

1½ šálky mrazených kúskov nesladeného manga*

1¼ šálky nesladeného kokosového mlieka alebo mandľového mlieka

¼ šálky nesladenej šťavy z granátového jablka

¼ šálky nesoleného mandľového masla

2 čajové lyžičky prášku z vaječného bielka

1. V strednom hrnci varte repu prikrytú v malom množstve vriacej vody 30 až 40 minút** alebo kým nebude úplne mäkká. Sceďte repu; prelejte repu studenou vodou, aby rýchlo vychladla. Dobre sceďte.

2. V mixéri zmiešajte repu, jahody, kúsky manga, kokosové mlieko, šťavu z granátového jablka a mandľové maslo. Prikryte a mixujte do hladka, pričom podľa potreby zastavte, aby ste zoškrabali steny mixéra. Pridajte prášok z vaječných bielkov. Prikryte a miešajte, kým sa nespojí.

*Poznámka: Ak chcete zmraziť čerstvé kúsky manga, poukladajte nakrájané mango v jednej vrstve do formy na pečenie s rozmermi 15 × 10 × 1 palca vystlanej voskovaným papierom. Voľne prikryte a zmrazte na niekoľko hodín alebo kým nie sú veľmi pevné.

Preneste mrazené kúsky manga do vzduchotesnej nádoby; zmraziť až na 3 mesiace.

**Poznámka: Repu je možné variť až 3 dni dopredu. Cviklu úplne ochlaďte. Uchovávajte v tesne uzavretej nádobe v chladničke.

RANDE SHAKE

OD ZAČIATKU DO KONCA:10 minút robí: 2 (asi 8 uncí) porcie

TOTO JE PALEO POHĽADKRÉMOVÉ DATĽOVÉ KOKTEILY SA ZVYČAJNE VYRÁBAJÚ SO ZMRZLINOU, KTORÁ JE V JUŽNEJ KALIFORNII POPULÁRNA UŽ OD 30. ROKOV MINULÉHO STOROČIA. S DATĽAMI, MRAZENÝM BANÁNOM, MANDĽOVÝM MASLOM, MANDĽOVÝM MLIEKOM A PRÁŠKOM Z VAJEČNÝCH BIELKOV JE TÁTO VERZIA ROZHODNE VÝŽIVNEJŠIA. PRE ČOKOLÁDOVÚ VERZIU PRIDAJTE 1 POLIEVKOVÚ LYŽICU NESLADENÉHO KAKAOVÉHO PRÁŠKU.

⅓ šálky nasekaných vykôstkovaných datlí Medjool

1 šálka nesladeného mandľového alebo kokosového mlieka (v prípade potreby s vanilkou)

1 zrelý banán, mrazený a nakrájaný na plátky

2 lyžice mandľového masla

1 lyžica prášku z vaječného bielka

1 polievková lyžica nesladeného kakaového prášku (voliteľné)

½ lyžičky čerstvej citrónovej šťavy

⅛ až ¼ lyžičky mletého muškátového orieška*

1. V malej miske zmiešajte datle a ½ šálky vody. Zapnite mikrovlnnú rúru na 30 sekúnd alebo kým datle nezmäknú; vypustite vodu.

2. V mixéri zmiešajte datle, mandľové mlieko, plátky banánu, mandľové maslo, prášok z vaječných bielkov, kakaový prášok (ak

používate), citrónovú šťavu a muškátový oriešok. Prikryjeme a rozmixujeme do hladka.

*Tip: Ak používate kakaový prášok, použite ¼ lyžičky mletého muškátového orieška.

POPPERS JALAPEŇO PLNENÉ CHORIZO

PRÍPRAVA:30 minút pečenie: 25 minút vyrobí: 12 predjedál

KVAPKA KORIANDROVO-LIMETKOVÉHO KEŠU KRÉMUOCHLADZUJE OHEŇ TÝCHTO PIKANTNÝCH POCHUTÍN. PRE JEMNEJŠIU CHUŤ NAHRAĎTE JALAPEŇOS 6 MINIATÚRNYCH SLADKÝCH PAPRÍK, ODSTOPKOVANÝCH, S JADIERKAMI A ROZPOLENÝCH VERTIKÁLNE.

2 čajové lyžičky ancho čili prášku*

1½ čajovej lyžičky granulovaného cesnaku bez konzervačných látok

1½ čajovej lyžičky mletého kmínu

¾ lyžičky sušeného oregana

¾ lyžičky mletého koriandra

½ lyžičky čierneho korenia

¼ lyžičky mletej škorice

⅛ lyžičky mletých klinčekov

12 uncí mletého bravčového mäsa

2 lyžice červeného vínneho octu

6 veľkých jalapeňo čili, vodorovne prekrojených na polovicu a zbavených semienok** (stopky podľa možnosti nechajte nedotknuté)

½ šálky kešu krému (pozrirecept)

1 polievková lyžica jemne nasekaného čerstvého koriandra

1 lyžička jemne nastrúhanej limetkovej kôry

1. Predhrejte rúru na 400 °F.

2. Pre chorizo zmiešajte v malej miske čili prášok, cesnak, rascu, oregano, koriander, čierne korenie, škoricu a klinčeky. Vložte bravčové mäso do strednej misky. Jemne ho rozdeľte rukami. Posypte koreniacou zmesou bravčové mäso; pridať ocot. Mäsovú zmes jemne prepracujte, kým sa korenie a ocot rovnomerne nerozložia.

3. Naplňte chorizo na polovice jalapeño, rovnomerne rozdeľte a jemne nahrňte (chorizo sa pri varení stiahne). Umiestnite plnené polovice jalapeňa na veľký plech na pečenie s okrajom. Pečte 25 až 30 minút alebo kým chorizo nie je upečené.

4. Medzitým v malej miske zmiešajte kešu smotanu, koriander a limetkovú kôru. Pred podávaním pokvapkajte plnené jalapeños zmesou kešu smotany.

*Poznámka: Ak chcete, nahraďte ancho čili prášok 2 polievkovými lyžicami papriky a ¼ čajovej lyžičky mletého kajenského korenia.

**Tip: Čile paprika obsahuje oleje, ktoré môžu popáliť pokožku, oči a citlivé tkanivo v nose. Vyhnite sa priamemu kontaktu s reznými stranami a semenami čili v čo najväčšej miere. Ak sa vaše holé ruky dotknú niektorej z týchto častí papriky, dôkladne si umyte ruky mydlom a teplou vodou.

PEČENÁ REPA S POMARANČOVO-ORECHOVOU POLEVOU

PRÍPRAVA:20 minút pečenie: 40 minút marinovanie: 8 hodín vyrobí: 12 porcií

OLEJ Z VLAŠSKÝCH ORECHOV BY SA NIKDY NEMAL POUŽÍVAŤ NA VARENIE.PO ZAHRIATÍ JE VĎAKA VYSOKEJ KONCENTRÁCII POLYNENASÝTENÝCH TUKOV NÁCHYLNÝ NA OXIDÁCIU A DEGRADÁCIU, ALE DOKONALE SA HODÍ DO JEDÁL, KTORÉ SA PODÁVAJÚ STUDENÉ ALEBO PRI IZBOVEJ TEPLOTE – AKO JE TENTO.

3 veľké repy, orezané a olúpané (asi 1 libra)

1 lyžica olivového oleja

¼ šálky orechového oleja

1½ čajovej lyžičky jemne nastrúhanej pomarančovej kôry

¼ šálky čerstvej pomarančovej šťavy

2 čajové lyžičky čerstvej citrónovej šťavy

2 polievkové lyžice jemne nasekaných vlašských orechov, opražených*

1. Predhrejte rúru na 425°F. Každú repu nakrájajte na 8 plátkov. (Ak je cvikla menšia, nakrájajte ju na ½-palcové mesiačiky. Celkovo chcete asi 24 klinov.) Vložte repu do 2-litrovej zapekacej misy; pokvapkáme olivovým olejom a premiešame. Misku prikryte fóliou. Zakryté pečieme 20 minút. Cviklu miešajte a pečte odkrytú ešte asi 20 minút alebo kým repa nezmäkne. Necháme mierne vychladnúť.

2. Medzitým na marinádu zmiešajte v malej miske orechový olej, pomarančovú kôru, pomarančovú šťavu a citrónovú šťavu. Nalejte repu marinádou; prikryte a vložte do chladničky na 8 hodín alebo cez noc. Marinádu sceďte.

3. Vložte repu do servírovacej misy a posypte opečenými vlašskými orechmi. Podávajte s výberom.

*Tip: Ak chcete opekať orechy, rozložte ich na plytký pekáč. Pečieme v rúre vyhriatej na 350 °F 5 až 10 minút alebo do zhnednutia, pričom panvicu raz alebo dvakrát pretrepeme. Pozorne sledujte, aby sa nepripálili.

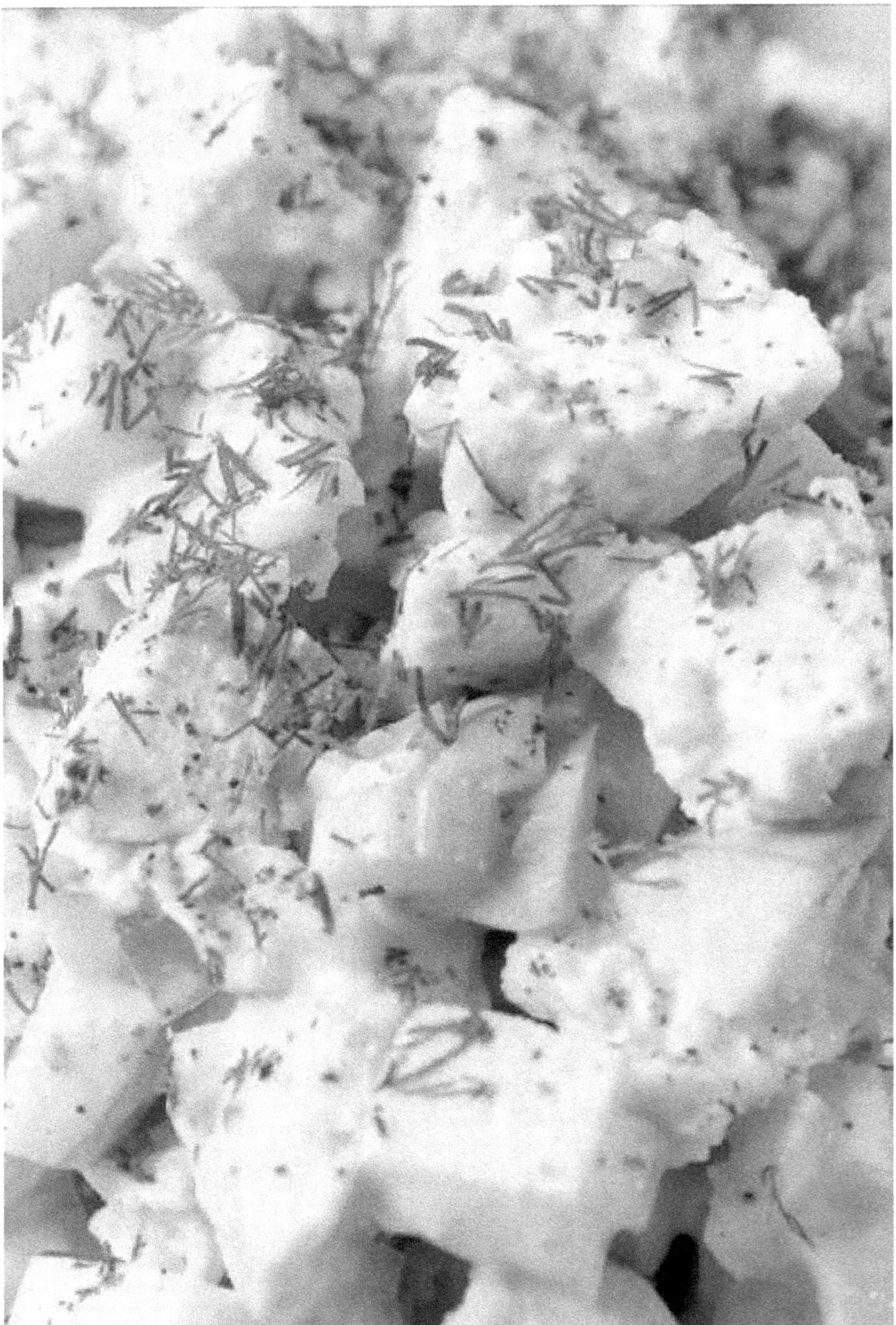

KARFIOLOVÉ POHÁRE S BYLINKOVÝM PESTOM A JAHŇACINOU

PRÍPRAVA:45 minút varenie: 15 minút pečenie: 10 minút výroba: 6 porcií

KARFIOLOVÉ POHÁRE SÚ VEĽMI ĽAHKÉA NEŽNÝ. MOŽNO BUDETE CHCIEŤ SERVÍROVAŤ TIETO SLANÉ POCHUTINY S VIDLIČKOU, ABY SI HOSTIA MOHLI DOPRIAŤ AJ POSLEDNÉ SÚSTO – A PRITOM SI ZACHOVALI SVOJE SPRÁVANIE.

2 polievkové lyžice rafinovaného kokosového oleja, roztopeného

4 šálky nahrubo nakrájaného čerstvého karfiolu

2 veľké vajcia

½ šálky mandľovej múky

¼ lyžičky čierneho korenia

4 cibuľky

12 uncí mletého jahňacieho alebo mletého bravčového mäsa

3 strúčiky cesnaku, mleté

12 cherry alebo hroznových paradajok nakrájaných na štvrtiny

1 čajová lyžička stredomorského korenia (pozrirecept)

¾ šálky pevne zabaleného čerstvého koriandra

½ šálky pevne zabalenej čerstvej petržlenovej vňate

¼ šálky pevne zabalenej čerstvej mäty

⅓ šálky píniových orieškov, opečených (pozritip)

¼ šálky olivového oleja

1. Predhrejte rúru na 425°F. Potrite dno a boky dvanástich 2,5-palcových košíčkov na muffiny kokosovým olejom. Odložte bokom. Vložte karfiol do kuchynského robota. Prikryte a varte, kým karfiol nie je nakrájaný nadrobno, ale nie roztlačený. Naplňte veľkú panvicu vodou do hĺbky 1 palca; priviesť do varu. Postavte parný kôš na panvicu nad vodu. Pridajte karfiol do košíka na pare. Prikryjeme a dusíme 4 až 5 minút alebo do zmäknutia. Parný kôš s

karfiolom vyberte z panvice a položte na veľký tanier. Karfiol necháme mierne vychladnúť.

2. Vo veľkej mise metličkou zľahka rozšľaháme vajcia. Vmiešame vychladnutý karfiol, mandľovú múčku a korenie. Do pripravených košíčkov na muffiny rovnomerne nalejte karfiolovú zmes. Pomocou prstov a zadnej časti lyžice zatlačte karfiol na dno a nahor po stranách pohárov.

3. Karfiolové poháre pečieme 10 až 15 minút alebo kým karfiolové poháre jemne nezhnednú a stredy nezapadnú. Položte na mriežku, ale nevyberajte z panvice.

4. Medzitým na tenké plátky nakrájajte cibuľovú cibuľku, pričom biele spodné časti oddeľte od zelených. Vo veľkej panvici uvarte jahňacinu, nakrájanú bielu spodnú časť jarnej cibuľky a cesnak na stredne vysokej teplote, kým sa mäso neprepečie, pričom miešajte drevenou lyžicou, aby sa mäso počas pečenia rozlomilo. Vypustite tuk. Pridajte zelené časti cibuľky, paradajok a stredomorské korenie. Varte a miešajte 1 minútu. Jahňaciu zmes rovnomerne nalejte do karfiolových pohárov.

5. Na bylinkové pesto skombinujte v kuchynskom robote koriandr, petržlen, mätu a píniové oriešky. Prikryte a spracujte, kým zmes nie je jemne nakrájaná. So spusteným procesorom pomaly pridávajte olej cez plniacu trubicu, kým sa zmes dobre nespojí.

6. Po okrajoch karfiolových pohárov prejdite tenkým ostrým nožom. Opatrne vyberte poháre z panvice a položte na servírovací tanier. Na karfiolové poháre nalejte bylinkové pesto.

ŠPENÁTOVO-ARTIČOKOVÝ DIP

OD ZAČIATKU DO KONCA:20 minút vyrobí: 6 porcií

ZDÁ SA, ŽE TAKMER KAŽDÁ STRANAOBSAHUJE NEJAKÚ VERZIU ŠPENÁTOVO-ARTIČOKOVÉHO DIPU NA STOLE - HORÚCEHO ALEBO STUDENÉHO - PRETOŽE HO ĽUDIA MILUJÚ. BOHUŽIAĽ, KOMERČNE VYRÁBANÉ VERZIE - A DOKONCA AJ VÄČŠINA DOMÁCICH VERZIÍ - VÁS NEMILUJÚ. TENTO ÁNO.

1 lyžica extra panenského olivového oleja

1 šálka nakrájanej sladkej cibule

3 strúčiky cesnaku, mleté

1 9-uncová škatuľka mrazených artičokových sŕdc, rozmrazená

¾ šálky Paleo Mayo (pozrirecept)

¾ šálky kešu krému (pozrirecept)

½ lyžičky jemne nastrúhanej citrónovej kôry

2 čajové lyžičky čerstvej citrónovej šťavy

2 čajové lyžičky údeného korenia (viďrecept)

2 10-uncové škatule nakrájaný mrazený špenát, rozmrazený a dobre odkvapkaný

Rozmanité krájané druhy zeleniny, ako sú uhorky, mrkva a červená sladká paprika

1. Vo veľkej panvici zohrejte olivový olej na strednom ohni. Pridajte cibuľu; varte a miešajte asi 5 minút alebo do priehľadnosti. Pridajte cesnak; varíme 1 minútu.

2. Medzitým vložte scedené artičoky do kuchynského robota vybaveného čepeľou na sekanie/mixovanie. Zakryte a nasekajte najemno; odložiť.

3. V malej miske zmiešajte Paleo Mayo a kešu krém. Vmiešajte citrónovú kôru, citrónovú šťavu a Smoky Korenie; odložiť.

4. Do cibuľovej zmesi na panvici pridajte nakrájané artičoky a špenát. Vmiešajte majonézovú zmes; teplo cez. Podávame s nakrájanou zeleninou.

ÁZIJSKÉ MÄSOVÉ GUĽKY S BADIÁNOVOU OMÁČKOU

PRÍPRAVA:30 minút varenia: 5 minút na dávku tvorí: 8 porcií

PRE TENTO RECEPT POTREBUJETESTONKY A REBRÁ Z 1 ZVÄZKU HORČICOVÝCH ZELENÝCH. UROBTE HO SÚČASNE S HORČICOVO ZELENÝMI LUPIENKAMI SO SEZAMOVÝMI ŠKVRNAMI (POZRIRECEPT) ALEBO ZAČNITE S KOPOU HORČICOVEJ ZELENINY A NASEKAJTE MENŠIE LISTY SPOLU SO STONKAMI A REBRAMI NA MÄSOVÉ GUĽKY - A VÄČŠIE LISTY SI ODLOŽTE NA ORESTOVANIE S CESNAKOM AKO RÝCHLU PRÍLOHU.

Stonky a rebrá z 1 zväzku horčicových zelených

1 6-palcový kúsok čerstvého zázvoru, olúpaný a nakrájaný na plátky

12 uncí mletého bravčového mäsa

12 uncí mletého moriaka (tmavé a biele mäso)

½ lyžičky čierneho korenia

4 šálky vývaru z hovädzích kostí (viďrecept) alebo hovädzí vývar bez pridania soli

2 hviezdičkový aníz

½ šálky jemne nasekanej cibuľky

3 lyžičky najemno nastrúhanej pomarančovej kôry

2 lyžice jablčného octu

1 čajová lyžička horúceho čilského oleja (pozrirecept, nižšie) (voliteľné)

8 kapustových listov

1 lyžica jemne nasekanej cibuľky

2 lyžičky mletej červenej papriky

1. Nahrubo nasekajte stonky a rebrá horčice; vložte do kuchynského robota. Zakryte a spracujte, kým nie je nakrájaná na drobno. (Mali by ste mať 2 šálky.) Vložte do veľkej misy. Vložte nakrájaný zázvor do kuchynského robota; prikryte a spracujte do mletia. Do misky pridajte ¼ šálky mletého zázvoru, mletého

bravčového mäsa, mletého moriaka a čierneho korenia. Zľahka premiešajte, kým sa dobre nespojí. Z mäsovej zmesi vytvarujte 32 mini mäsových guľôčok s použitím približne 1 polievkovej lyžice mäsovej zmesi na každú fašírku.

2. Na badiánovú omáčku zmiešajte v strednom hrnci 2 polievkové lyžice odloženého mletého zázvoru, 2 šálky vývaru z hovädzích kostí, 1 badián, ¼ šálky cibuľky, 2 čajové lyžičky pomarančovej kôry, jablčný ocot a ak je to potrebné, Hot Chile Oil. Priveďte do varu; znížiť teplo. Počas varenia fašírky dusíme prikryté.

3. Medzitým v inom strednom hrnci zmiešajte zvyšné 2 polievkové lyžice mletého zázvoru, 2 šálky vývaru, 1 badián, ¼ šálky cibuľky a 1 čajovú lyžičku pomarančovej kôry. Priveďte do varu; pridajte toľko mäsových guľôčok, koľko bude plávať v tekutine na varenie bez toho, aby boli preplnené. Varte mäsové guľky 5 minút; odstráňte štrbinovou lyžicou. Uvarené mäsové guľky udržiavajte teplé v servírovacej miske, kým varíte zvyšné fašírky. Tekutinu na varenie zlikvidujte.

4. Odstráňte omáčku z ohňa. Preceďte a zlikvidujte tuhé látky.

5. Na podávanie položte na tanier predjedla list kapusty a na každý list položte 4 fašírky. Polejte teplou omáčkou; posypeme cibuľkou a mletou červenou paprikou.

Horúci čílsky olej: V malom hrnci zohrejte 2 polievkové lyžice slnečnicového oleja na strednom ohni; pridajte 2 lyžičky drvenej červenej papriky a 2 celé sušené ancho čili. Varte 1 minútu alebo len dovtedy, kým čili papričky nezačnú prskať (nenechajte ich zhnednúť alebo musíte začať odznova). Pridajte ¾ šálky slnečnicového oleja; zahrievajte, kým sa neprehreje. Odstráňte z tepla; necháme vychladnúť na izbovú teplotu. Olej preceďte cez jemné sito; odhodiť čili. Olej skladujte vo vzduchotesnej nádobe alebo sklenenej nádobe v chladničke až 3 týždne.

DEVILED EGGS

OD ZAČIATKU DO KONCA:25 minút vyrobí: 12 porcií

AK SA ROZHODNETE PRE WASABI DIABOLSKÉ VAJCIA,URČITE HĽADAJTE PRÁŠOK WASABI, KTORÝ OBSAHUJE IBA PRÍRODNÉ ZLOŽKY, ŽIADNU SOĽ A ŽIADNE UMELÉ FARBIVÁ. WASABI JE KOREŇ, KTORÝ SA STRÚHA A POUŽÍVA SA ČERSTVÝ ALEBO SUŠENÝ A ROZOMLETÝ NA PRÁŠOK. ZATIAĽ ČO 100% WASABI PRÁŠOK JE ŤAŽKÉ NÁJSŤ MIMO JAPONSKA – A JE VEĽMI DRAHÝ – EXISTUJÚ KOMERČNE DOSTUPNÉ WASABI PRÁŠKY, KTORÉ OBSAHUJÚ IBA WASABI, CHREN A SUCHÚ HORČICU.

6 natvrdo uvarených vajec, olúpaných*

¼ šálky Paleo Mayo (pozrirecept)

1 lyžička horčice dijonského typu (pozrirecept)

1 lyžička jablčného octu alebo bieleho vínneho octu

½ lyžičky čierneho korenia

Údená paprika alebo vetvičky čerstvej petržlenovej vňate

1. Vajcia prekrojíme vodorovne na polovicu. Odstráňte žĺtky a vložte ich do strednej misy. Poukladajte bielky na servírovací tanier.

2. Pomocou vidličky roztlačíme žĺtky. Vmiešajte Paleo Mayo, dijonskú horčicu, ocot a čierne korenie. Dobre premiešajte.

3. Do polovičiek vaječných bielkov lyžicou vmiešame žĺtkovú zmes. Zakryte a nechajte vychladnúť až do času podávania. Ozdobíme vetvičkami papriky alebo petržlenovej vňate.

Wasabi Deviled Eggs: Pripravte sa podľa návodu, okrem toho, že vynechajte horčicu na spôsob Dijon a použite ¼ šálky plus 1 čajovú lyžičku Paleo Mayo. V malej miske zmiešajte 1 čajovú lyžičku wasabi prášku a 1 čajovú lyžičku vody, aby ste vytvorili pastu. Vmiešajte do žĺtkovej zmesi spolu s ¼ šálky na tenké plátky nakrájanej cibuľky. Ozdobte nakrájanou cibuľkou.

Chipotle Deviled Eggs: Pripravte sa podľa návodu, okrem toho, že do žĺtkovej zmesi vmiešajte ¼ šálky nadrobno nasekaného koriandra, 2 polievkové lyžice najemno nakrájanej červenej cibule a ½ čajovej lyžičky mletej chilli papričky chipotle. Posypte ďalšou mletou chilli papričkou chipotle.

Avocado-Ranch Deviled Eggs: Zredukujte Paleo Mayo na 2 polievkové lyžice a vynechajte horčicu a ocot v štýle Dijon. Do žĺtkovej zmesi vmiešajte ¼ šálky roztlačeného avokáda, 2 lyžice nasekanej čerstvej pažítky, 1 lyžicu čerstvej limetkovej šťavy, 1 lyžicu nasekanej petržlenovej vňate, 1 lyžičku nasekaného kôpru, ½ lyžičky cibuľového prášku a ¼ lyžičky cesnakového prášku. Ozdobíme nadrobno nasekanou pažítkou.

*Tip: Ak chcete vajcia uvariť natvrdo, umiestnite vajcia v jednej vrstve do veľkého hrnca. Zakryte studenou vodou o 1 palec. Na silnom ohni priveďte do varu. Odstráňte z tepla. Zakryte a nechajte stáť 15 minút; vypustiť. Nalejte studenú vodu cez vajcia; znova vypustiť.

PEČENÝ BAKLAŽÁN A ROŽKY ROMESCO

PRÍPRAVA:45 minút grilovanie: 10 minút pečenie: 15 minút robí: asi 24 roliek

ROMESCO JE TRADIČNE ŠPANIELSKA OMÁČKAVYROBENÉ Z PEČENEJ ČERVENEJ PAPRIKY PYRÉ S PARADAJKAMI, OLIVOVÝM OLEJOM, MANDĽAMI A CESNAKOM. TENTO RECEPT PRIPRAVÍ ASI 2½ ŠÁLKY OMÁČKY. VŠETKY ZVYŠKY OMÁČKY SKLADUJTE V TESNE UZAVRETEJ NÁDOBE V CHLADNIČKE AŽ 1 TÝŽDEŇ. POUŽÍVAJTE NA PEČENÉ ALEBO GRILOVANÉ MÄSO, HYDINU, RYBY ALEBO ZELENINU.

3 červené sladké papriky, rozpolené, stopky odstránené a nasekané

4 rímske paradajky bez jadrovníka

1 1-librový baklažán, konce orezané

½ šálky extra panenského olivového oleja

1 polievková lyžica stredomorského korenia (pozrirecept)

¼ šálky mandlí, opečených (pozritip)

3 polievkové lyžice vinaigrette z pečeného cesnaku (pozrirecept)

Extra panenský olivový olej

1. Na omáčku romesco predhrejte brojler s roštom umiestneným 4 až 5 palcov od ohrievacieho telesa. Ohraničený plech na pečenie vystelieme alobalom. Na pripravený plech položte sladkú papriku reznou stranou nadol a paradajky. Grilujte asi 10 minút alebo kým šupky nezčernajú. Odstráňte plech na pečenie z brojlera a zabaľte zeleninu do fólie; odložiť.

2. Znížte teplotu rúry na 400°F. Pomocou mandolíny alebo krájača nakrájajte baklažán pozdĺžne na ¼-palcové plátky. (Mali by ste mať asi 12 až 14 plátkov.) Dva plechy na pečenie vysteľte alobalom; položte plátky baklažánu v jednej vrstve na pripravené

plechy na pečenie. Obidve strany plátkov baklažánu potrieme olivovým olejom; posypeme stredomorským korením. Pečte asi 15 minút alebo do mäkka, pričom plátky raz otočte. Upečený baklažán odložíme nabok vychladnúť.

3. V kuchynskom robote zmiešajte opečenú papriku a paradajky, mandle a vinaigrette z pečeného cesnaku. Prikryte a spracujte do hladka, podľa potreby pridajte olivový olej, aby vznikla hladká omáčka.

4. Každý plátok pečeného baklažánu potrieme asi 1 lyžičkou omáčky romesco. Začnite od krátkeho konca plátkov pečeného baklažánu, každý plátok zviňte do špirály a rozrežte priečne na polovicu. Každú rolku zaistite dreveným špáradlom.

VEGGIE-HOVÄDZIE ZÁBALY

OD ZAČIATKU DO KONCA:15 minút vyrobí: 6 porcií (12 zábalov)

TIETO CHRUMKAVÉ ROLKY SÚ OBZVLÁŠŤ DOBRÉVYROBENÉ ZO ZVYŠKOV POMALY PEČENEJ HOVÄDZEJ SVIEČKOVICE (POZRIRECEPT). CHLADENIE MÄSA PRED KRÁJANÍM POMÁHA KRÁJAŤ ČISTEJŠIE, TAKŽE PLÁTKY HOVÄDZIEHO MÄSA MÔŽETE ZÍSKAŤ ČO NAJTENŠIE.

1 malá červená sladká paprika, odstopkovaná, rozpolená a so semenami

2 3-palcové kúsky anglickej uhorky, pozdĺžne rozpolené a zbavené semienok

2 3-palcové kúsky mrkvy, olúpané

½ šálky klíčkov reďkovky daikon

1 libra zvyškov pečeného hovädzieho mäsa alebo iného zvyškového pečeného mäsa, chladené

1 avokádo, olúpané, zbavené semienok a nakrájané na 12 plátkov

Chimichurri omáčka (pozrirecept)

1. Červenú papriku, uhorku a mrkvu nakrájame na dlhé kúsky veľkosti zápalky.

2. Praženicu nakrájajte na tenké plátky (budete potrebovať 12 plátkov). Ak je to potrebné, orezajte plátky tak, aby vznikli približne 4 × 2-palcové kúsky. Na každý zábal položte na čistú suchú pracovnú plochu 4 plátky hovädzieho mäsa v jednej vrstve. Do stredu každého kúska položte plátok avokáda, kúsok červenej papriky, kúsok uhorky, kúsok mrkvy a pár klíčkov. Zrolujte hovädzie mäso nahor a cez zeleninu. Zábaly položte na tanier so švom nadol (v prípade potreby zaistite zábaly špáradlami). Opakujte dvakrát, aby ste vytvorili celkom 12 zábalov. Podávajte s omáčkou Chimichurri na namáčanie.

HREBENATKA A AVOKÁDO ENDIVE BITES

OD ZAČIATKU DO KONCA:25 minút robí: 24 predjedál

Z LISTOV ENDIVE SA ROBIA SKVELÉ KOPČEKYNA KONZUMÁCIU VŠETKÝCH DRUHOV NÁPLNÍ BEZ VIDLIČKY. TU MAJÚ CITRUSOVÉ AVOKÁDOVO-SLADKÉ KORENIE DOPLNENÉ RÝCHLO OPEČENÝMI CAJUNSKÝMI MUŠĽAMI. VÝSLEDOK JE ZÁROVEŇ KRÉMOVÝ A CHRUMKAVÝ, CHLADIVÝ AJ HORÚCI.

1 libra čerstvých alebo mrazených bobkových mušlí

1 až 2 čajové lyžičky cajunského korenia (pozrirecept)

24 stredne veľkých až veľkých listov endívie (od 3 do 4 hlávok)*

1 zrelé avokádo, olúpané, zbavené semienok a nakrájané

1 červená alebo oranžová sladká paprika, jemne nasekaná

2 zelené cibule, nakrájané

2 polievkové lyžice Bright Citrus Vinaigrette (pozrirecept) alebo čerstvej limetkovej šťavy

1 lyžica extra panenského olivového oleja

1. Rozmrazte mušle, ak sú zmrazené. Opláchnite mušle a osušte papierovými utierkami. V strednej miske prihoďte mušle s cajunským korením; odložiť.

2. Listy endívie naaranžujte na veľký tanier. V strednej miske jemne premiešajte avokádo, sladkú papriku, zelenú cibuľu a jasný citrusový vinaigrette. Lyžičkou naneste na listy endívie.

3. Vo veľkej panvici zohrejte olivový olej na stredne vysokú teplotu.** Pridajte mušle; varte 1 až 2 minúty alebo do zmatnenia za častého miešania. Na avokádovú zmes na lístky endívie naneste lyžicu hrebenatky. Ihneď podávajte alebo prikryte a nechajte vychladnúť až 2 hodiny. Pripraví 24 predjedál.

*Poznámka: Menšie listy si rezervujte na nasekanie a prihodenie do šalátu.

**Poznámka: Hrebenatka má jemnú textúru a pri varení sa môže ľahko prilepiť. Dobre ladená liatinová panvica má nepriľnavý povrch, ktorý je pre túto prácu výbornou voľbou.

BYLINKOVÉ ČIPSY Z HLIVY USTRICOVEJ S CITRÓNOM AÏOLI

PRÍPRAVA:10 minút pečenie: 30 minút chladenie: 5 minút vyrobí: 4 až 6 porcií

UROBTE ICH NA JAR A NA JESEŇ,KEĎ JE HLIVY USTRICOVEJ DOSTATOK. OKREM TOHO, ŽE HLIVA JE VEĽMI CHUTNÁ, KEĎ JE OPRAŽENÁ S OLIVOVÝM OLEJOM A ČERSTVÝMI BYLINKAMI, JE SKVELÝM ZDROJOM BIELKOVÍN - AŽ 30 % BIELKOVÍN V SUŠINE - A OBSAHUJE ZLÚČENINU NAZÝVANÚ LOVASTATÍN, KTORÁ MÔŽE POMÔCŤ ZNÍŽIŤ HLADINU CHOLESTEROLU V KRVI.

1 libra hlivy ustricovej, odstopkovaná

2 lyžice extra panenského olivového oleja

3 polievkové lyžice nasekaného čerstvého rozmarínu, tymiánu, šalvie a/alebo oregana

½ šálky Paleo Aïoli (Cesnak Mayo) (pozrirecept)

½ lyžičky jemne nastrúhanej citrónovej kôry

1 polievková lyžica čerstvej citrónovej šťavy

1. Predhrejte rúru na 400 °F. Umiestnite kovový stojan na veľký plech na pečenie; odložiť. Vo veľkej miske kombinujte huby, olivový olej a čerstvé bylinky. Premiešajte, aby sa huby rovnomerne obalili. Rozložte huby v jednej vrstve na stojan v plechu na pečenie.

2. Pečte 30 až 35 minút, alebo kým huby nezhnednú, nebudú prskať a mierne chrumkavé. Pred podávaním ochlaďte 5 až 10 minút (šampiňóny chladnutím chrumkajú).

3. Pre citrónové aïoli zmiešajte v malej miske Paleo Aïoli, citrónovú kôru a citrónovú šťavu. Podávame s hubovými lupienkami.

CHIPSY Z KOREŇOVEJ ZELENINY

ZAČIATOK DO KONCA: 30 MINÚT

TIETO CHRUMKAVÉ ČIPSY SÚ KAŽDÝ KÚSOKTAKÉ CHUTNÉ AKO TIE, KTORÉ SI KÚPITE VO VRECÚŠKU – BEZ TOHO, ABY BOLI VYPRÁŽANÉ V POTENCIÁLNE NEZDRAVOM OLEJI (AKO JE REPKOVÝ ALEBO SVETLICOVÝ) A OCHUTENÉ PRIDANOU SOĽOU. ZAČNITE S VEĽMI TENKÝMI PLÁTKAMI, ABY BOLI ČO NAJCHRUMKAVEJŠIE.

Sladké zemiaky, repa, paštrnák, mrkva, repa, paštrnák alebo rutabaga, vydrhnuté a olúpané

Extra panenský olivový olej

Koreniaca zmes podľa výberu (viď recepty)

1. Pomocou mandolíny alebo ostrého kuchárskeho noža nakrájajte zeleninu na tenké plátky na 1/16 až 1/32-palcové plátky. Plátky premiestnite do misky s ľadovou vodou počas práce na odstránení škrobu z povrchu plátkov.

2. Pomocou odstredivky na šalát odstreďte plátky dosucha (alebo ich osušte medzi papierovými utierkami alebo čistými bavlnenými utierkami). Tanier vhodný do mikrovlnnej rúry vysteľte papierovou utierkou. Poukladajte čo najviac plátkov zeleniny bez toho, aby ste sa dotkli taniera. Potrieme olivovým olejom a jemne posypeme korením.

3. Mikrovlnná rúra na vysokej úrovni po dobu 3 minút. Plátky otočte a vložte do mikrovlnnej rúry na 2 až 3 minúty, pričom odstráňte všetky plátky, ktoré začnú rýchlo hnednúť. Pokračujte vo varení na strednom stupni v 1-minútových intervaloch, kým hranolky nie sú chrumkavé a jemne zhnednuté, pričom dávajte pozor, aby sa korenie nepripálilo. Uvarené chipsy nechajte

vychladnúť na tanieri, kým nie sú úplne chrumkavé, a potom ich presuňte do servírovacej misy. Opakujte so zvyšnými plátkami zeleniny.

SEZAMOVO-ŠKVRNITÉ HORČICOVÉ ZELENÉ LUPIENKY

PRÍPRAVA:10 minút pečenie: 20 minút vyrobí: 4 až 6 porcií

SÚ PODOBNÉ CHRUMKAVÝM KAPUSTOVÝM ČIPSOMALE JEMNEJŠIE. ABY ZOSTALI CHRUMKAVÉ, SKLADUJTE ICH V ZROLOVANOM PAPIEROVOM VRECKU A NIE V TESNE UZAVRETEJ NÁDOBE - VĎAKA ČOMU ZVÄDNÚ.

1 zväzok horčičných zelených, odstránených stoniek a rebier*

2 lyžice extra panenského olivového oleja

2 čajové lyžičky bieleho sezamu

1 lyžička čiernych sezamových semienok

1. Predhrejte rúru na 300°F. Vyložte dva plechy na pečenie s rozmermi 15 × 10 × 1 palca pergamenovým papierom.

2. Natrhajte horčicu na kúsky veľkosti sústa. Vo veľkej miske kombinujte zeleninu a olivový olej. Prehadzujte na srsť, jemne rozotrite olej po povrchu listov. Posypte sezamovými semienkami; zľahka prehodiť na kabát.

3. Na pripravené formy na pečenie poukladajte listy horčice v jednej vrstve. Pečte asi 20 minút, alebo kým nestmavne a nie je chrumkavá, raz otočte. Ihneď podávajte alebo vychladnuté chipsy skladujte v papierovom vrecku až na 3 dni.

*Poznámka: Stopky a rebrá možno použiť na prípravu ázijských mäsových guľôčok s badiánovou omáčkou (pozrirecept).

PIKANTNÉ PEČENÉ PEPITAS

PRÍPRAVA:5 minút pečenie: 20 minút vyrobí: 2 šálky

TOTO SÚ PRÁVE TIE VECI, NA KTORÝCH SA DÁ ŽRAŤKEĎ SI HLADNÝ A UPROSTRED PRÍPRAVY VEČERE. PEPITAS SÚ LÚPANÉ TEKVICOVÉ SEMIENKA, ALE AK CHCETE, MÔŽETE ICH NAHRADIŤ ORECHMI, AKO SÚ MANDLE ALEBO PEKANOVÉ ORECHY.

1 vaječný bielok

2 čajové lyžičky čerstvej limetkovej šťavy

1 lyžička mletého kmínu

½ čajovej lyžičky čili prášku bez pridania soli

½ lyžičky údenej papriky

½ lyžičky čierneho korenia

¼ lyžičky kajenského korenia

¼ lyžičky mletej škorice

2 šálky surových pepitas (vylúpané tekvicové semienka)

1. Predhrejte rúru na 350 °F. Plech vystelieme papierom na pečenie; odložiť.

2. V strednej miske vyšľaháme vaječný bielok do peny. Pridajte limetkovú šťavu, rascu, čili prášok, papriku, čierne korenie, kajenské korenie a škoricu. Šľahajte, kým sa dobre nespojí. Pridajte pepitas. Miešame, kým nie sú všetky pepity dobre potiahnuté. Pepitas rovnomerne rozložíme na pripravený plech.

3. Za častého miešania pečieme asi 20 minút alebo do zlatista a chrumkava. Kým sú pepity ešte teplé, oddeľte všetky zhluky.

4. Úplne vychladnúť. Uchovávajte vo vzduchotesnej nádobe pri izbovej teplote až 1 týždeň.

HERB-CHIPOTLE ORECHY

PRÍPRAVA:10 minút pečenie: 12 minút množstvo: 4 až 6 porcií (2 šálky)

CHIPOTLE CHILES SÚ SUŠENÉ, ÚDENÉ JALAPEÑOS.HOCI SA STALI KOMERČNE VEĽMI POPULÁRNYMI KONZERVOVANÉ V ADOBO OMÁČKE - KTORÁ OBSAHUJE CUKOR, SOĽ A SÓJOVÝ OLEJ - V ICH NAJČISTEJŠEJ FORME, NIE SÚ TAM ŽIADNE INÉ ZLOŽKY AKO SAMOTNÉ ČILI. DODÁVAJÚ JEDLÁM ÚŽASNÚ, DYMOVO HORKÚ CHUŤ.

1 vaječný bielok

2 lyžice extra panenského olivového oleja

2 lyžičky nasekaného čerstvého tymiánu

1 lyžička nasekaného čerstvého rozmarínu

1 lyžička mletej chilli papričky chipotle

1 lyžička najemno nastrúhanej pomarančovej kôry

2 šálky nesolených celých orechov (mandle, pekanové orechy, vlašské orechy a/alebo kešu oriešky)

1. Predhrejte rúru na 350 °F. Vyložte plech na pečenie s rozmermi 15 × 10 × 1 palca alobalom; panvicu odložte.

2. V strednej miske vyšľaháme vaječný bielok do peny. Pridajte olivový olej, tymián, rozmarín, mleté chipotle korenie a pomarančovú kôru. Šľahajte, kým sa nespojí. Pridajte orechy a premiešajte, aby sa obalili. Do pripraveného pekáča rozložte orechy v jednej vrstve.

3. Za častého miešania pečieme 20 minút alebo kým orechy nie sú zlatohnedé a chrumkavé. Ešte teplé oddeľte prípadné zhluky. Úplne vychladnúť.

4. Uchovávajte vo vzduchotesnej nádobe pri izbovej teplote až 1 týždeň.

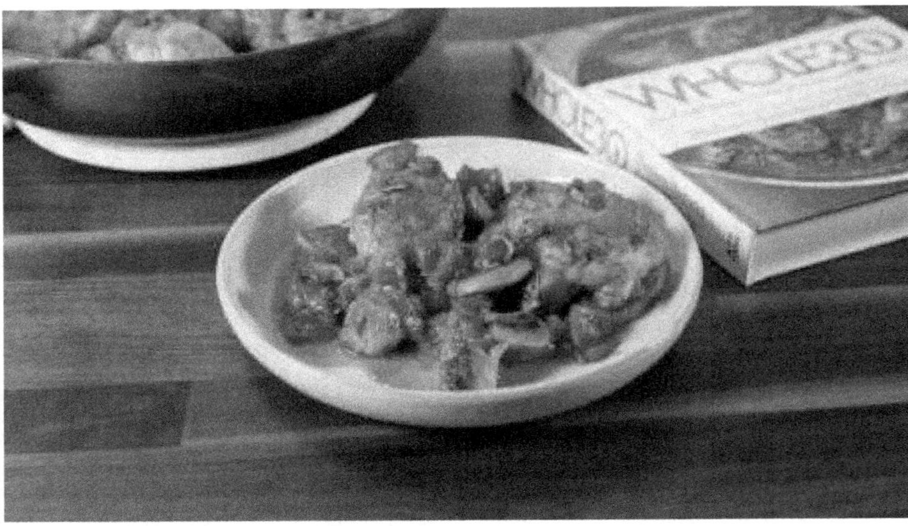

PEČENÁ ČERVENÁ PAPRIKA "HUMMUS" SO ZELENINOU

PRÍPRAVA:20 minút pečenie: 20 minút odstátie: 15 minút množstvo: 4 porcie

AK CHCETE, MÔŽETE SI VYROBIŤTENTO SLANÝ DIP AŽ 3 DNI DOPREDU. PRIPRAVTE HO PODĽA POKYNOV V KROKU 2 A POTOM PRENESTE DO SERVÍROVACEJ MISY. ZAKRYTE A NECHAJTE VYCHLADNÚŤ AŽ 2 DNI. TESNE PRED PODÁVANÍM VMIEŠAME PETRŽLENOVÚ VŇAŤ.

1 stredne veľká sladká paprika zbavená semienok a nakrájaná na štvrtiny

3 strúčiky cesnaku, olúpané

¼ lyžičky extra panenského olivového oleja

½ šálky strúhaných mandlí

3 lyžice píniových orieškov

2 lyžice píniového masla (viď recept)

1 lyžička jemne nastrúhanej citrónovej kôry

2 až 3 lyžice čerstvej citrónovej šťavy

¼ šálky nasekanej čerstvej petržlenovej vňate

Tyčinky z čerstvej zeleniny (mrkva, sladká paprika, uhorka, zeler a/alebo cuketa)

1. Predhrejte rúru na 425°F. Malý pekáč vysteľte alobalom; na alobal poukladáme štvrtiny papriky rezmi nadol. Položte strúčiky cesnaku na malý kúsok fólie; pokvapkáme olivovým olejom. Okolo strúčikov cesnaku zabaľte fóliu. Vložte balíček cesnaku do panvice so štvrtinami papriky. Papriku a cesnak restujte 20 až 25 minút alebo kým paprika nezuhoľnie a nebude veľmi mäkká. Balíček cesnaku položte na mriežku, aby vychladol. Zdvihnite fóliu okolo štvrtí papriky a zložte okraje k sebe, aby ste ju uzavreli. Nechajte stáť asi 15 minút, alebo kým nevychladne dostatočne na manipuláciu. Ostrým nožom uvoľnite okraje šupiek korenia; jemne stiahnite šupky v prúžkoch a vyhoďte.

2. Medzitým na malej panvici opekajte píniové oriešky na strednom ohni 3 až 5 minút alebo kým nebudú jemne opečené. Mierne vychladnúť.

3. Opečené orechy preložíme do kuchynského robota. Zakryte a spracujte, kým nie je nakrájaná na drobno. Pridajte štvrtiny papriky, strúčiky cesnaku, píniové maslo, citrónovú kôru a citrónovú šťavu. Zakryte a spracujte, kým nebude veľmi hladká, pričom občas zastavte, aby ste zoškrabali steny misky.

4. Preneste zmes orechov do servírovacej misy; vmiešame petržlenovú vňať. Podávame s čerstvou zeleninou na namáčanie.

ĽADOVÝ ZÁZVOROVO-IBIŠTEKOVÝ ČAJ

PRÍPRAVA:10 minút odstáť: 20 minút vyrobí: 6 (8 uncí) porcií

SUŠENÉ KVETY IBIŠTEKA SÚ VEĽMI OSVIEŽUJÚCE,ŠTIPĽAVO OCHUTENÝ ČAJ OBĽÚBENÝ V MEXIKU A INÝCH ČASTIACH SVETA. NAMÁČANIE SO ZÁZVOROM MU DODÁ ŠMRNC. ŠTÚDIE NAZNAČUJÚ, ŽE IBIŠTEK JE PROSPEŠNÝ PRI UDRŽIAVANÍ ZDRAVÉHO KRVNÉHO TLAKU A CHOLESTEROLU - A MÁ VEĽMI VYSOKÝ OBSAH VITAMÍNU C.

6 šálok studenej vody

1 šálka nekrájaných sušených kvetov ibišteka (flor de jamaica)

2 lyžice nahrubo nastrúhaného, olúpaného čerstvého zázvoru

Kocky ľadu

Plátky pomaranča a limetky

1. Priveďte 2 šálky vody do varu. Skombinujte kvety ibišteka a zázvoru vo veľkej nádobe. Zmes ibišteka nalejte vriacou vodou; prikryjeme a necháme 20 minút odstáť.

2. Zmes preceďte cez jemné sito do veľkého džbánu. Pevné látky zlikvidujte. Pridajte zvyšné 4 šálky studenej vody; dobre premiešame.

3. Čaj podávajte vo vysokých pohároch na ľade. Ozdobte plátkami pomaranča a limetky.

AGUA FRESCA JAHODA-MELÓN-MÄTA

OD ZAČIATKU DO KONCA:20 minút robí: asi 8 porcií (10 šálok)

AGUA FRESCA ZNAMENÁ „SLADKÁ VODA"V ŠPANIELČINE, A AK SA MÔŽETE ZLEPŠIŤ VO VODE NA OSVIEŽENIE, JE TO ONO. VÄČŠINA AGUA FRESCAS OBSAHUJE PRIDANÝ CUKOR SPOLU S OVOCÍM, ALE TIETO SA SPOLIEHAJÚ IBA NA PRÍRODNÝ CUKOR V OVOCÍ. V HORÚCOM DNI NIČ NECHUTÍ LEPŠIE – A ROBIA SKVELÝ PÁRTY DRINK BEZ ALKOHOLU.

2 libry čerstvých jahôd, olúpaných a rozpolených

3 šálky medového melóna nakrájaného na kocky

6 šálok studenej vody

1 šálka čerstvých lístkov mäty, natrhaných

Šťava z 2 limetiek plus kolieska na servírovanie

Kocky ľadu

Vetvičky mäty

Limetkové kliny

1. V mixéri zmiešajte jahody, melón a 2 šálky vody. Prikryjeme a rozmixujeme do hladka. Zmes preceďte cez jemné sito do džbánu alebo veľkej sklenenej nádoby. Pevné látky zlikvidujte.

2. V mixéri zmiešajte 1 šálku lístkov mäty, limetkovú šťavu a 1 šálku vody. Zmes prepasírujeme cez jemné sitko do jahodovo-melónovej zmesi.

3. Vmiešajte 3 šálky vody. Okamžite podávajte alebo nechajte vychladnúť, kým nebudete pripravené na servírovanie. Podávajte vo vysokých pohároch na ľade. Ozdobte vetvičkami mäty a kolieskami limetky.

VODNÝ MELÓN A ČUČORIEDKA AGUA FRESCA

PRÍPRAVA:20 minút chlad: 2 až 24 hodín vyrobí: 6 porcií

OVOCNÉ PYRÉ PRE TENTO NÁPOJMOŽNO OCHLADIŤ 2 AŽ 24 HODÍN. JE TO TROCHU INÉ AKO NIEKTORÉ AGUA FRESCAS V TOM, ŽE MÁ SÝTENÚ VODU ZMIEŠANÚ S OVOCÍM NA BUBLINKOVÝ NÁPOJ. UISTITE SA, ŽE KUPUJETE PRIRODZENE SÝTENÚ MINERÁLNU VODU - NIE „PERLIVÚ" VODU ALEBO SÓDOVÚ VODU, KTORÁ MÁ VYSOKÝ OBSAH SODÍKA.

6 šálok vodného melónu nakrájaného na kocky

1 šálka čerstvých čučoriedok

¼ šálky voľne zabalených lístkov čerstvej mäty

¼ šálky čerstvej limetkovej šťavy

12 uncí prírodne sýtenej minerálnej vody, chladenej

Kocky ľadu

Listy mäty

Plátky limetky

1. V mixéri alebo kuchynskom robote kombinujte kocky melónu, čučoriedky, ¼ šálky mäty a limetkovej šťavy, v prípade potreby pracujte v dávkach. Pyré do hladka. Ovocie na pyré ochladzujte 2 až 24 hodín.

2. Na podávanie vmiešame vychladenú sýtenú vodu do ovocnej zmesi. Nalejte do vysokých pohárov na ľad. Ozdobte ďalšími lístkami mäty a plátkami limetky.

UHORKA AGUA FRESCA

PRÍPRAVA:15 minút chlad: 1 hodina vyrobí: 6 porcií

ČERSTVÁ BAZALKA MÁ PRÍCHUŤ SLADKÉHO DRIEVKAKTORÉ SA SKVELE HODÍ K OVOCIU KAŽDÉHO DRUHU – NAJMÄ JAHODÁM, BROSKYNIAM, MARHULÁM A MELÓNU.

1 veľká bezsemenná (anglická) uhorka, olúpaná a nakrájaná na plátky (asi 2 šálky)

1 šálka malín

2 zrelé marhule, vykôstkované a rozštvrtené

¼ šálky čerstvej limetkovej šťavy

1 polievková lyžica nakrájanej čerstvej bazalky

½ lyžičky nasekaného čerstvého tymiánu

2 až 3 šálky vody

Kocky ľadu

1. V mixéri alebo kuchynskom robote kombinujte uhorku, maliny, marhule, limetkovú šťavu, bazalku a tymian. Pridajte 2 šálky vody. Prikryjeme a rozmixujeme alebo spracujeme do hladka. Pridajte ďalšiu vodu, ak chcete, až do požadovanej konzistencie.

2. Ochlaďte aspoň 1 hodinu alebo až 1 týždeň. Podávajte vo vysokých pohároch na ľade.

KOKOSOVÝ CHAI

OD ZAČIATKU DO KONCA:25 minút vyrobí: 5 až 6 porcií (asi 5½ šálky)

TENTO CHAI NEOBSAHUJE ČAJ-LEN DOBRE OKORENENÉ KOKOSOVÉ MLIEKO A KVAPKA ČERSTVEJ POMARANČOVEJ ŠŤAVY. PRE NAPENENÚ POLEVU JE MOŽNÉ NA KAŽDÚ PORCIU NAŠĽAHAŤ ĎALŠIE KOKOSOVÉ MLIEKO A LYŽIČKOU.

12 celých strukov kardamónu

10 celých badiánov

10 celých klinčekov

2 čajové lyžičky čierneho korenia

1 lyžička celého sušeného nového korenia

4 šálky vody

3 2½-palcové škoricové tyčinky

2 2-palcové dlhé a 1-palcové široké pásiky pomarančovej kôry

1 3-palcový kúsok čerstvého zázvoru, nakrájaný na tenké kolieska

½ lyžičky mletého muškátového orieška

1 15-uncová plechovka plnotučného kokosového mlieka

½ šálky čerstvej pomarančovej šťavy

2 čajové lyžičky čistého vanilkového extraktu

1. V elektrickom mlynčeku na korenie zmiešajte struky kardamónu, badián, klinčeky, zrnká korenia a nové korenie. Pulzujte, kým nie je veľmi nahrubo zomleté. (Alebo vo veľkom uzatvárateľnom plastovom vrecku skombinujte struky kardamónu, badián, klinčeky, zrnká korenia a nové korenie. Na hrubé rozdrvenie korenia použite paličku na mäso alebo dno odolnej panvice.) Korenie presuňte do stredného hrnca.

2. Zľahka opražte rozdrvené korenie v hrnci na miernom ohni asi 2 minúty alebo kým nebude voňavé, za častého miešania. Nespaľujte. Pridajte vodu, škoricové tyčinky, pomarančovú kôru,

zázvor a muškátový oriešok. Priveďte do varu; znížiť teplo. Odkryté dusíme 15 minút.

3. Vmiešajte kokosové mlieko, pomarančový džús a vanilkový extrakt. Varte, kým sa neprehreje. Precedíme cez jemné sitko vystlané tenkou sieťkou a ihneď podávame.

POMALY PEČENÁ HOVÄDZIA SVIEČKOVICA

PRÍPRAVA:10 minút odstátie: 50 minút pečené: 1 hodina 45 minút vyrobí: 8 až 10 porcií

TOTO JE PEČIENKA NA ŠPECIÁLNU PRÍLEŽITOSŤ,BYŤ SI ISTÝ. AK HO NECHÁTE ODSTÁŤ PRI IZBOVEJ TEPLOTE, DOSIAHNETE DVE VECI — UMOŽNÍ KORENIU OCHUTIŤ MÄSO PRED PEČENÍM A TIEŽ SKRÁTI ČAS VARENIA, ABY PEČIENKA ZOSTALA ČO NAJJEMNEJŠIA A ŠŤAVNATÁ. MÄSO TEJTO KVALITY BY SA NEMALO KONZUMOVAŤ VIAC AKO STREDNE VZÁCNE. ZVYŠKY POUŽITE DO ZELENINOVO-HOVÄDZÍCH ZÁBALOV (VIĎRECEPT).

1 3½ až 4 libry stredom narezanej hovädzej sviečkovice, orezanej a previazanej kuchynskou šnúrkou zo 100 % bavlny

Extra panenský olivový olej

½ šálky stredomorského korenia (pozrirecept)

½ lyžičky čierneho korenia

Olivový olej naplnený hľuzovkou (voliteľné)

1. Panenku zo všetkých strán potrieme olivovým olejom a potrieme stredomorským korením a korením. Nechajte stáť pri izbovej teplote 30 až 60 minút.

2. Predhrejte rúru na 450°F so stojanom v spodnej tretine rúry. Vyložte lemovaný plech na pečenie fóliou; položte na plech mriežku na pečenie.

3. Položte mäso na rošt na plechu na pečenie. Pražíme 15 minút. Znížte teplotu rúry na 250°F. Pečte ešte 1¾ až 2½ hodiny alebo kým vnútorná teplota nedosiahne 135°F pre stredne vzácne. Vyberte z rúry; stan s fóliou. Nechajte mäso stáť 20 až 30 minút. Odstráňte reťazec. Mäso nakrájajte na ⅓-palcové plátky. Ak chcete, jemne pokvapkajte mäso hľuzovkovým olejom.

VZÁCNY HOVÄDZÍ ŠALÁT VO VIETNAMSKOM ŠTÝLE

PRÍPRAVA:40 minút mrazenie: 45 minút chladenie: 15 minút státie: 5 minút množstvo: 4 porcie

HOCI PROCES VARENIALEBO MÄSO ZAČÍNA VO VRIACEJ ANANÁSOVEJ ŠŤAVE, KONČÍ V ZMESI LIMETKY A STUDENEJ ANANÁSOVEJ ŠŤAVY. KYSELINA V TÝCHTO ŠŤAVÁCH POKRAČUJE V „VARENÍ" MÄSA BEZ TEPLA – PRÍLIŠ VEĽA MÔŽE ZNIČIŤ CHUŤ A JEMNOSŤ.

HOVÄDZIE MÄSO

1 libra hovädzej sviečkovice

4½ šálky 100% ananásovej šťavy

1 šálka čerstvej limetkovej šťavy

¼ červenej cibule nakrájanej na veľmi tenké plátky

¼ bielej cibule, nakrájanej na veľmi tenké plátky

½ šálky na tenké plátky nakrájanej cibuľky

½ šálky nahrubo nasekaného čerstvého koriandra

½ šálky nahrubo nasekanej čerstvej mäty

½ šálky nahrubo nasekanej čerstvej thajskej bazalky (pozriPoznámka)

Makadamiový dresing (pozri recept vpravo)

ŠALÁT

8 listov ľadového šalátu

2 polievkové lyžice nasekaných kešu, opečených (viď tip)

1 thajský vtáčik čili, nakrájaný na veľmi tenké plátky (pozritip) (voliteľné)

1 lyžica sezamových semienok

Čierne korenie

Čerstvé vetvičky koriandra (voliteľné)

Limetkové kliny (voliteľné)

1. Hovädzie mäso zmrazte asi 45 minút alebo do čiastočného zmrazenia. Veľmi ostrým nožom nakrájajte mäso na tenké plátky. Vo veľkom hrnci zohrejte 4 šálky ananásovej šťavy do varu. Znížte teplotu, aby šťava zostala vrieť. Hovädzie mäso blanšírujte v malých dávkach v dusiacej sa šťave len niekoľko sekúnd (mäso by malo byť dosť riedke). Otraste prebytočnú tekutinu a vložte mäso do strednej misky. Mäso ochlaďte 15 až 20 minút v chladničke, aby mierne vychladlo.

2. Pridajte 1 šálku limetkovej šťavy a zvyšnú ½ šálky ananásovej šťavy k mäsu v miske. Hovädzie mäso nechajte „variť" v šťave pri izbovej teplote 5 až 10 minút alebo do požadovanej pripravenosti. Scedíme a vytlačíme prebytočnú tekutinu z mäsa a preložíme do veľkej misy. Pridajte červenú cibuľu, bielu cibuľu, cibuľku, koriander, mätu a bazalku; hodiť kombinovať. Hovädziu zmes zalejte makadamovým dresingom; hodiť do kabáta.

3. Na zostavenie šalátov vyložte každý servírovací tanier 2 listami šalátu. Hovädziu zmes rozdeľte na taniere vyložené šalátom. Posypte kešu orieškami, thajským čili (ak chcete), sezamovými semienkami a čiernym korením podľa chuti. Ak chcete, ozdobte vetvičkami koriandra a podávajte s kúskami limetky.

Makadamiový dresing: V malej nádobe s tesne priliehajúcim vekom zmiešajte ¼ šálky makadamového oleja, 1 polievkovú lyžicu čerstvej limetkovej šťavy, 1 polievkovú lyžicu ananásovej šťavy a ¼ až ½ čajovej lyžičky drvenej červenej papriky. Prikryte a dobre pretrepte.

MEXICKÁ DUSENÁ HRUĎ S MANGOM, JICAMOU, ČILE A ŠALÁTOM Z PEČENÝCH TEKVICOVÝCH SEMIENOK

PRÍPRAVA:20 minút marinovať: varenie cez noc: 3 hodiny odstáť: 15 minút vyrobí: 6 porcií

MARINOVANIE HRUDNÍKA CEZ NOCV ZMESI PARADAJOK, CHIPOTLE CHILE A MEXICKÉHO KORENIA MU DODÁVA NEUVERITEĽNÚ CHUŤ A JEMNOSŤ. NEZABUDNITE HO MARINOVAŤ V NEREAKTÍVNOM HRNCI, AKO JE NEHRDZAVEJÚCA OCEĽ ALEBO SMALTOVANÁ LIATINA. HLINÍK REAGUJE S KYSLÝMI PRÍSADAMI, AKO SÚ PARADAJKY, A MÔŽE VYTVÁRAŤ NEPRÍJEMNÉ PRÍCHUTE – A JE TO ZLÝ NÁPAD AJ ZO ZDRAVOTNÝCH DÔVODOV (POZRI„ODSTRÁNENIE HLINÍKA").

HRUDNÍK

1 3-librová hovädzia hruď

2 šálky vývaru z hovädzích kostí (viďrecept) alebo hovädzí vývar bez pridania soli

1 15-uncová plechovka drvených paradajok bez pridania soli

1 šálka vody

1 sušená chipotle alebo ancho čili paprička, nasekaná

2 čajové lyžičky mexického korenia (pozrirecept)

ŠALÁT

1 zrelé mango, olúpané a vykôstkované

1 jicama, olúpaná a nakrájaná na pásiky julienne

3 lyžice zelených tekvicových semienok, opražených*

½ jalapeña, zbaveného semienok a nakrájaného nadrobno (pozritip)

1 až 2 polievkové lyžice nasekaného čerstvého koriandra

3 lyžice čerstvej limetkovej šťavy

1 lyžica extra panenského olivového oleja

Limetkové kliny

1. Odrežte prebytočný tuk z hrude. Vložte do nerezovej alebo smaltovanej holandskej rúry. Pridajte vývar z hovädzích kostí, nescedené paradajky, vodu, chipotle korenie a mexické korenie. Prikryte a nechajte cez noc v chladničke.

2. Holandskú rúru umiestnite na vysokú teplotu; priviesť do varu. Znížte teplo a prikryté dusíme 3 až 3½ hodiny alebo do mäkka. Vyberte z rúry, odokryte a nechajte 15 minút postáť.

3. Medzitým na šalát nakrájajte olúpané mango na ¼ palca hrubé plátky. Každý plátok nakrájajte na 3 prúžky. V strednej miske kombinujte mango, jicama, tekvicové semienka, jalapeño a koriandr. V malej miske zmiešajte limetkovú šťavu a olivový olej; pridajte do šalátu a premiešajte; odložiť.

4. Premiestnite mäso na reznú dosku; nakrájajte mäso cez zrno. Ak chcete, pokvapkajte mäso trochou šťavy z varenia. K šalátu podávame mäso. Ozdobíme kolieskami limetky.

*Tip: Ak chcete opekať semienka a najemno nasekané orechy, rozsypte ich na malej suchej panvici a zohrejte na strednom ohni do zlatista. Často miešame, aby sa nepripálili.

RÍMSKE ZÁBALY S STRÚHANÝM HOVÄDZÍM HRUDNÍKOM A ČERSTVOU ČERVENOU ČILSKOU HARISSOU

PRÍPRAVA:20 minút pečenie: 4 hodiny odstátie: 15 minút vyrobí: 6 až 8 porcií

HARISSA JE OHNIVO PÁLIVÁ OMÁČKAZ TUNISKA, KTORÝ SA POUŽÍVA AKO KORENINA DO PEČENÉHO MÄSA A RÝB A DO DUSENÉHO MÄSA AKO PRÍCHUŤ. KAŽDÝ KUCHÁR MÁ SVOJU VLASTNÚ VERZIU, NO – OKREM ČILI – TAKMER VŽDY OBSAHUJE RASCU, RASCU, CESNAK, KORIANDER A OLIVOVÝ OLEJ.

HRUDNÍK

1 3 až 3 ½ libry hovädzej hrude

2 čajové lyžičky mletej ancho čili papričky

1 lyžička cesnakového prášku

1 lyžička cibuľového prášku

1 lyžička mletého kmínu

¼ šálky extra panenského olivového oleja

1 šálka vývaru z hovädzích kostí (viďrecept) alebo hovädzí vývar bez pridania soli

HARISSA

1 lyžička semien koriandra

1 lyžička rasce

½ lyžičky rascových semien

8 až 10 červených chilli papričiek Fresno, červených anaheimských chilli papričiek alebo červených jalapenos, odstopkovaných, zbavených semienok (ak je to potrebné) a nakrájaných (pozritip)

3 strúčiky cesnaku, mleté

Listy rímskeho šalátu

1. Predhrejte rúru na 300°F. Odstráňte prebytočný tuk z hrude. V malej miske zmiešajte mletú ancho čili papričku, cesnakový

prášok, cibuľový prášok a rascu. Mäso posypte zmesou korenia; vtierať do mäsa.

2. V 5- až 6-litrovej holandskej rúre zohrejte 1 polievkovú lyžicu olivového oleja na stredne vysokú teplotu. Hrudník opečieme z oboch strán na rozpálenom oleji; vyberte holandskú rúru z tepla. Pridajte vývar z hovädzích kostí. Prikryte a pečte 4 až 4 ½ hodiny alebo kým mäso nezmäkne.

3. Medzitým pre harissu v malej panvici skombinujte koriandrové semienka, rascu a rascu. Položte panvicu na strednú teplotu. Semená opekajte asi 5 minút alebo kým nebudú voňavé, často potraste panvicou; necháme vychladnúť. Na mletie opečených semien použite mlynček na korenie alebo mažiar. V kuchynskom robote zmiešajte zmes mletých semien, čerstvé čili, cesnak a zvyšné 3 lyžice olivového oleja. Spracujte do hladka. Preneste do misky; prikryjeme a necháme chladiť aspoň 1 hodinu.

4. Vyberte holandskú rúru z rúry. Nechajte 15 minút odstáť. Premiestnite mäso na reznú dosku; nakrájajte mäso cez zrno. Položte na servírovací tanier a pokvapkajte trochou tekutiny na varenie. Na servírovanie naplňte rímske listy nakrájanou hruďou; top s harissou.

PECENE OKRUHLE OKO V BYLINKOVEJ KRUSTE S ROZTLACENOU KORENOVOU ZELENINOU A PANVICOVOU OMACKOU

PRIPRAVA:25 minút varenie: 25 minút pečenie: 40 minút odstátie: 10 minút množstvo: 6 porcií

NEZABUDNITE ULOZIT VSETKYVODU NA VARENIE, KED SCEDITE ZELENINU. VYHRADENA VODA SA POUZIVA DO DRVENEJ KORENOVEJ ZELENINY AJ DO OMACKY K MÄSU.

PECIEME

½ šálky tesne zabalenej čerstvej petržlenovej vňate

¼ šálky nasekaného čerstvého tymiánu

1 lyžica mletého čierneho korenia

2 čajové lyžičky jemne nastrúhanej citrónovej kôry

4 strúčiky cesnaku, olúpané

4 lyžice extra panenského olivového oleja

1 3-librové oko okrúhlej pečienky

2 polievkové lyžice horčice dijonského štýlu (pozrirecept)

PANOVA OMACKA

1 šálka nakrájanej cibule

1 šálka nakrájaných húb

1 bobkový list

¼ šálky suchého červeného vína

1 šálka vývaru z hovädzích kostí (viďrecept) alebo hovädzí vývar bez pridania soli

1 lyžica extra panenského olivového oleja

2 čajové lyžičky sherry alebo balzamikového octu

1 recept Roztlačená koreňová zelenina (viďrecept, nižšie)

1. Umiestnite rošt do spodnej tretiny rúry. Predhrejte rúru na 400 °F. V kuchynskom robote zmiešajte petržlenovú vňať, tymian, korenie, citrónovú kôru, strúčiky cesnaku a 2 polievkové lyžice olivového oleja. Pulzujte, kým nie je cesnak nasekaný nahrubo. Cesnakovú zmes odložte.

2. V strednej pekáči alebo extra veľkej panvici na pečenie zohrejte zvyšné 2 lyžice olivového oleja na stredne vysokú teplotu. Pridajte pečienku a opečte, kým nezhnedne zo všetkých strán, asi 4 minúty z každej strany. Odstráňte pečenie z panvice; vyberte panvicu z horáka. Na pečenie natrieme horčicu v štýle Dijon. Na výpek posypeme cesnakovou zmesou, pritlačením priľne. Vráťte pečienku do panvice. Pečte odkryté 40 až 45 minút alebo kým teplomer na mäso vložený do stredu pečenia nezaznamená 130 °F až 135 °F. Preneste mäso na reznú dosku; voľne stan s fóliou. Pred krájaním nechajte 10 minút postáť.

3. Medzitým na omáčku položte panvicu na pečenie alebo dusenú panvicu na varnú dosku. Zahrejte na stredne vysoké teplo. Pridajte cibuľu, huby a bobkový list; varte a miešajte asi 5 minút alebo kým cibuľa nie je priehľadná. Vmiešajte víno; dusíme asi 2 minúty alebo kým sa víno takmer neodparí, pričom zo spodnej časti panvice zoškrabeme všetky zhnednuté kúsky. Pridajte 1 šálku odloženej vody na varenie zeleniny a vývar z hovädzích kostí. Priveďte do varu; znížiť teplo. Dusíme odkryté, kým sa omáčka nezredukuje na asi 1 šálku, asi 4 minúty za občasného miešania.

4. Omáčku preceďte cez jemné sito do veľkej odmerky; zlikvidujte pevné látky. Do omáčky zašľaháme olivový olej a ocot. Podávajte pečené hovädzie mäso s roztlačenou koreňovou zeleninou; pokvapkáme omáčkou.

Roztlačená koreňová zelenina: Vo veľkej panvici zmiešajte 3 stredné mrkvy, olúpané a nakrájané na veľké kúsky; 3 stredné paštrnáky, olúpané a nakrájané na veľké kúsky; 2 stredné repy, olúpané a nakrájané na veľké kúsky; 1 veľký sladký zemiak, ošúpaný a nakrájaný na veľké kúsky; a 2 vetvičky čerstvého rozmarínu. Pridajte dostatok vody na zakrytie zeleniny. Priveďte do varu; znížiť teplo. Prikryté dusíme 15 až 20 minút alebo kým zelenina nezmäkne. Zeleninu sceďte, vodu na varenie si odložte. Rozmarín zlikvidujte. Vráťte zeleninu do panvice. Roztlačte pomocou drviča na zemiaky alebo elektrického mixéra, pokvapkajte trochou vody na varenie, kým nedosiahnete požadovanú konzistenciu (zvyšnú zeleninovú vodu si odložte na omáčku na panvici). Dochutíme kajenským korením. Zakryte a udržiavajte v teple, kým nebudete pripravené na podávanie.

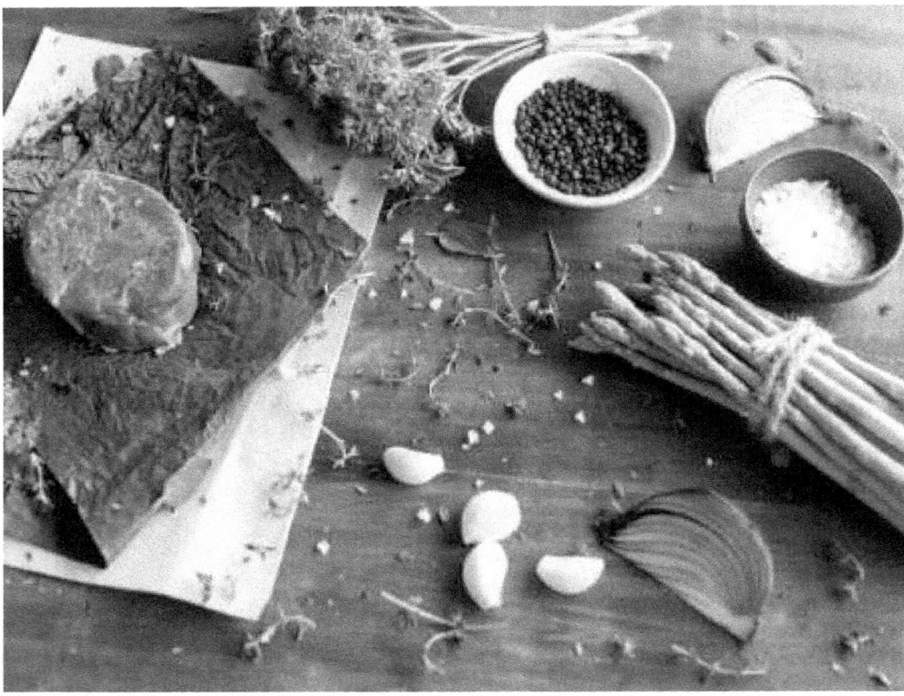

HOVÄDZINO-ZELENINOVÁ POLIEVKA S PEČENÝM PESTOM Z ČERVENEJ PAPRIKY

PRÍPRAVA:40 minút varenie: 1 hodina 25 minút odstátie: 20 minút vyrobí: 8 porcií

ÚDENÁ PAPRIKA — NAZÝVANÁ AJ PIMENTÓN— JE ŠPANIELSKA PAPRIKA VYROBENÁ SUŠENÍM PAPRIKY NA DYMOVOM OHNI Z DUBOVÉHO DREVA, KTORÁ DODÁVA NEUVERITEĽNÚ CHUŤ. DODÁVA SA V TROCH VARIANTOCH - SLADKÁ A JEMNÁ (DULCE), STREDNE PÁLIVÁ (AGRIDULCE) A PÁLIVÁ (PICANTE). VYBERTE SI PODĽA SVOJHO VKUSU.

1 lyžica extra panenského olivového oleja

2 libry vykosteného hovädzieho chuck pečeného mäsa, zbaveného prebytočného tuku a nakrájaného na 1-palcové kocky

1 šálka nakrájanej cibule

1 šálka nakrájanej mrkvy

1 šálka nakrájaného zeleru

1 šálka nakrájaného paštrnáka

1 šálka nakrájaných čerstvých húb

½ šálky repy nakrájanej na kocky

½ lyžičky údenej papriky

½ lyžičky sušeného rozmarínu, drveného

½ lyžičky mletej červenej papriky

½ šálky suchého červeného vína

8 šálok vývaru z hovädzích kostí (viď recept) alebo hovädzí vývar bez pridania soli

2 šálky čerstvých paradajok nakrájaných na kocky

1 bobkový list

1 šálka lúpaných sladkých zemiakov alebo maslovej tekvice nakrájanej na kocky

2 šálky nastrúhaných listov kelu alebo zelenej kapusty

¾ šálky cukety nakrájanej na kocky alebo žltej letnej tekvice

¾ šálky nakrájanej špargle

¾ šálky veľmi malých ružičiek karfiolu

Pesto z červenej papriky (pozrirecept, nižšie)

1. V 6- až 8-litrovej holandskej rúre zohrejte olivový olej na stredne vysokú teplotu. Pridajte polovicu hovädzieho mäsa do horúceho oleja na panvici; varte 5 až 6 minút alebo kým zo všetkých strán dobre nezhnednú. Odstráňte hovädzie mäso z panvice. Opakujte so zvyšným hovädzím mäsom. Podľa potreby upravte teplotu, aby ste zabránili pripáleniu zhnednutých kúskov na dne hrnca.

2. Pridajte cibuľu, mrkvu, zeler, paštrnák, šampiňóny a repu do holandskej rúry. Znížte teplo na stredné. Varte a miešajte 7 až 8 minút alebo kým nebude zelenina chrumkavá, pričom všetky zhnednuté kúsky zoškrabte drevenou lyžicou. Pridajte papriku, rozmarín a drvenú červenú papriku; varíme a miešame 1 minútu. Vmiešajte víno; dusíme, kým sa takmer neodparí. Pridajte vývar z hovädzích kostí, paradajky, bobkový list a opečené hovädzie mäso a nahromadenú šťavu. Priveďte do varu; znížiť teplo. Dusíme prikryté asi 1 hodinu alebo kým hovädzie mäso a zelenina nezmäknú. Vmiešajte sladké zemiaky a kel; dusíme 20 minút. Pridajte cuketu, špargľu a karfiol; varte asi 5 minút alebo len do chrumkava. Odstráňte a zlikvidujte bobkový list.

3. Na servírovanie nalejte polievku do servírovacích misiek a navrch pridajte pesto z červenej papriky.

Pesto z červenej papriky: Predhrejte brojler s roštom umiestneným v hornej tretine rúry. Na plech vystlaný fóliou položte 3 červené papriky. Povrch papriky potrieme 1 lyžicou extra panenského olivového oleja. Papriku grilujte 10 až 15 minút alebo kým šupka nestmavne a pľuzgieriky a paprika nezmäknú, pričom sa počas pečenia v polovici otočte. Papriky preložíme do veľkej misy. Zakryte misku plastovým obalom. Nechajte stáť asi 20 minút alebo kým nevychladne. Odstráňte semená, stonky a šupky z paprík a zlikvidujte ich. Papriky nakrájame na kúsky. V kuchynskom robote rozdrvte ½ šálky čerstvej petržlenovej vňate, ¼ šálky nastrúhaných mandlí a 3 strúčiky cesnaku, až kým nebude jemne nasekaná. Pridajte pečenú papriku, 2 lyžice extra panenského olivového oleja, 1 lyžicu najemno nastrúhanej pomarančovej kôry, 2 lyžičky balzamikového alebo sherry octu a podľa chuti papriku a kajenské korenie. Pulzujte na jemno nakrájané, ale nie tekuté. V prípade potreby pridajte ďalšiu 1 polievkovú lyžicu olivového oleja, aby ste dosiahli požadovanú konzistenciu. Premiestnite do vzduchotesnej nádoby. Zakryte a ochlaďte, kým nebudete pripravené na podávanie.

POMALY VARENÝ SLADKÝ A SLANÝ HOVÄDZÍ GULÁŠ

PRÍPRAVA:25 minút varenie: 6 minút odstátie: 10 minút pomalé varenie: 9 hodín (nízke) alebo 4½ hodiny (vysoké) + 15 minút (vysoké) množstvo: 4 porcie

SLADKOSŤ V TOMTO VÝDATNOM GULÁŠIPOCHÁDZA Z MALÉHO MNOŽSTVA SUŠENÝCH MARHÚĽ A SUŠENÝCH ČEREŠNÍ. HĽADAJTE NESÍRENÉ, NESLADENÉ SUŠENÉ OVOCIE NA AKOMKOĽVEK TRHU, KTORÝ PONÚKA CELÉ POTRAVINY.

1½ libry vykostenej hovädzej pečienky na ramene alebo vykostenej hovädzej praženice

2 lyžice rafinovaného kokosového oleja

1 šálka vriacej vody

½ šálky sušených húb shiitake

1 šálka čerstvej ošúpanej alebo mrazenej perlovej cibule, ak je veľká, na polovicu

3 stredné paštrnáky, pozdĺžne rozpolené a priečne nakrájané na 2-palcové kúsky

3 stredné mrkvy, pozdĺžne rozpolené a priečne nakrájané na 2-palcové kúsky

6 strúčikov cesnaku, nakrájaných na tenké plátky

1 bobkový list

1 lyžička sušenej šalvie alebo tymiánu alebo 1 lyžica nasekanej čerstvej šalvie alebo tymiánu

2½ šálky vývaru z hovädzích kostí (pozrirecept) alebo hovädzí vývar bez pridania soli

4 šálky nahrubo nasekaného čerstvého švajčiarskeho mangoldu alebo kelu

½ šálky suchého červeného vína

2 polievkové lyžice nasekaných nesírených, nesladených sušených marhúľ

2 polievkové lyžice nesírených, nesladených sušených čerešní

1. Odrežte tuk z hovädzieho mäsa. Hovädzie mäso nakrájajte na 1½-palcové kúsky. Vo veľkej panvici zohrejte 1 polievkovú lyžicu kokosového oleja na stredne vysokú teplotu. Pridajte hovädzie mäso; varte 5 až 7 minút alebo do zhnednutia za občasného

miešania. Pomocou štrbinovej lyžice preneste hovädzie mäso do 3½ alebo 4-litrového pomalého hrnca. Opakujte so zvyšným kokosovým olejom a hovädzím mäsom. Ak chcete, zoškrabte kvapkanie z panvice do hrnca s hovädzím mäsom.

2. Medzitým v malej miske zmiešajte vriacu vodu a sušené huby. Kryt; necháme 10 minút postáť. Huby sceďte, namáčaciu tekutinu si nechajte. Opláchnite huby; šampiňóny nahrubo nakrájame a pridáme do variča s hovädzím mäsom. Namáčaciu tekutinu nalejte cez jemné sito do pomalého hrnca.

3. Pridajte cibuľu, paštrnák, mrkvu, cesnak, bobkový list a sušenú šalviu alebo tymian (ak používate). Všetko zalejeme vývarom z hovädzích kostí. Kryt; varte pri nízkej teplote 9 až 10 hodín alebo pri vysokej teplote 4½ až 5 hodín.

4. Vyberte a zlikvidujte bobkový list. Pridajte mangold, víno, marhule, čerešne a čerstvú šalviu alebo tymian (ak používate), aby ste ich dusili vo variči. Ak používate nastavenie nízkej teploty, prepnite na nastavenie vysokej teploty. Kryt; varíme ešte 15 minút. Na servírovanie nalejte do teplých servírovacích misiek.

PEČENÝ FLANK STEAK S RUŽIČKOVÝM KELOM A ČEREŠŇAMI

PRÍPRAVA:20 minút varenie: 20 minút množstvo: 4 porcie

3 lyžice rafinovaného kokosového oleja

1½ libry ružičkového kelu, orezaného a nakrájaného na štvrtiny

½ šálky nakrájanej šalotky

1½ šálky vykôstkovaných čerstvých čerešní

1 lyžička nasekaného čerstvého tymiánu

1 lyžica balzamikového octu

1½ libry hovädzieho steaku

1 polievková lyžica nasekaného čerstvého rozmarínu

2 lyžice nasekaného čerstvého tymiánu

½ lyžičky čierneho korenia

1. Vo veľkej panvici zohrejte 2 polievkové lyžice kokosového oleja na strednom ohni. Pridáme ružičkový kel a šalotku. Varte prikryté 15 minút za občasného miešania. Pridajte čerešne a tymian, miešajte, aby ste zoškrabali všetky zhnednuté kúsky zo spodnej časti panvice. Varte odkryté asi 5 minút alebo kým ružičkový kel nezhnedne a nezmäkne. Pridajte ocot; odstráňte panvicu z tepla.

2. Nakrájajte flank steak na štyri porcie; posypte obe strany každého steaku rozmarínom, tymianom a korením. V extra veľkej panvici zohrejte 1 polievkovú lyžicu kokosového oleja na stredne vysokú teplotu. Pridajte steaky na panvicu; varte 8 až 10 minút, alebo kým teplomer s okamžitým odčítaním nezaznamená 145 °F pre médium, pričom v polovici varenia raz otočte.

3. Steaky nakrájajte na tenké plátky a podávajte s ružičkovým kelom a čerešňami.

ÁZIJSKÁ STEAKOVÁ POLIEVKA

PRÍPRAVA:35 minút varenie: 20 minút vyrobí: 6 až 8 porcií

1½ libry hovädzieho steaku

2 lyžice extra panenského olivového oleja

1 libra shiitake húb, odstopkovaných a nakrájaných na plátky

1 zväzok cibuľky, nakrájanej na tenké plátky

2 šálky nasekaného bok choy

1 šálka mrkvy nakrájanej na tenké plátky

6 veľkých strúčikov cesnaku, mletého (1 polievková lyžica)

1 lyžica mletého čerstvého zázvoru

1 lyžička čierneho korenia

8 šálok vývaru z hovädzích kostí (viď recept) alebo hovädzí vývar bez pridania soli

1 list morskej riasy nori, rozdrvená

1 šálka na tenké plátky nakrájanej reďkovky daikon

⅓ šálky čerstvej limetkovej šťavy

4 vajcia uvarené natvrdo, olúpané a rozpolené

Limetkové kliny

1. Ak chcete, čiastočne zmrazte hovädzie mäso pre ľahšie krájanie (asi 20 minút). Flank steak rozrežte pozdĺžne na polovicu a potom každú polovicu nakrájajte na tenké plátky cez zrno na prúžky. Nakrájajte pásiky na polovicu. V 6-litrovej holandskej rúre zohrejte 1 polievkovú lyžicu olivového oleja na stredne vysokú teplotu. Pridajte polovicu steaku z boku; varte asi 3 minúty alebo kým pekne nezhnedne, za občasného miešania. Odstráňte mäso z panvice; zopakujte so zvyšným olivovým olejom a flank steakom. Vyberte steak z holandskej rúry a odložte.

2. Znížte teplo na stredné; do holandskej rúry pridajte huby shiitake, cibuľovú cibuľku, bok choy, mrkvu, cesnak a korenie. Varte 5 minút za častého miešania. Pridajte bok

steak, vývar z hovädzích kostí a rozdrvené morské riasy do holandskej rúry. Priveďte do varu; znížiť teplo. Dusíme prikryté asi 5 minút alebo kým mrkva nezmäkne.

3. Do polievky pridajte reďkovku daikon, limetkovú šťavu a natvrdo uvarené vajcia. Polievku vrátime do varu. Okamžite vypnite teplo. Nalejte polievku do zohriatych servírovacích misiek. Ozdobíme kolieskami limetky.

FLANK STEAK STIR-FRY SO SEZAMOVO-KARFIOLOVOU RYŽOU

ZAČIATOK DO KONCA: 1 HODINA VYROBÍ: 4 PORCIE

1½ libry hovädzieho steaku

4 šálky nakrájaného karfiolu

2 lyžice sezamových semienok

2 čajové lyžičky rafinovaného kokosového oleja

¾ lyžičky mletej červenej papriky

¼ šálky nasekaného čerstvého koriandra

3 lyžice kokosového oleja

½ šálky na tenké plátky nakrájanej cibuľky

1 lyžica strúhaného čerstvého zázvoru

6 strúčikov cesnaku, mletého (1 polievková lyžica)

1 polievková lyžica čerstvej citrónovej trávy nakrájanej na tenké plátky

2 červené, zelené a/alebo žlté sladké papriky, zbavené semienok a nakrájané na prúžky

2 šálky malých ružičiek brokolice

½ šálky vývaru z hovädzích kostí (pozrirecept) alebo hovädzí vývar bez pridania soli

¼ šálky čerstvej limetkovej šťavy

Nakrájaná cibuľa (voliteľné)

Drvená červená paprika (voliteľné)

1. Ak chcete, flank steak čiastočne zmrazte, aby ste ho ľahšie krájali (asi 20 minút). Steak z boku rozrežte pozdĺžne na polovicu; každú polovicu nakrájajte na tenké plátky cez zrno na prúžky. Prúžky mäsa odložte bokom.

2. Pre karfiolovú ryžu v kuchynskom robote premiešajte 2 šálky karfiolu, kým kúsky nebudú mať veľkosť ryže; preneste do strednej misky. Opakujte so zvyšnými 2 šálkami karfiolu. Na veľkej panvici opekajte sezamové semienka na strednom ohni asi 2 minúty alebo do zlatista.

Pridajte 2 čajové lyžičky kokosového oleja a ¼ čajovej lyžičky drvenej červenej papriky; varte 30 sekúnd. Pridajte karfiolovú ryžu a koriandr na panvicu; miešať. Znížte teplo; varte prikryté 6 až 8 minút alebo kým karfiol nezmäkne. Udržovať v teple.

3. V extra veľkej panvici zohrejte 1 polievkovú lyžicu kokosového oleja na stredne vysokú teplotu. Pridajte polovicu pásikov mäsa; varíme a miešame až do požadovanej pripravenosti. Odstráňte mäso z panvice. Opakujte s 1 polievkovou lyžicou zvyšného kokosového oleja a zvyšnými pásikmi mäsa; mäso odložte. Vypustite panvicu.

4. V tej istej panvici zohrejte zvyšnú 1 lyžicu kokosového oleja na stredne vysokú teplotu. Pridajte na panvicu cibuľovú cibuľku, zázvor, cesnak, citrónovú trávu a zvyšnú ½ čajovej lyžičky drvenej červenej papriky; varíme a miešame 30 sekúnd. Do panvice pridajte sladkú papriku, brokolicu a vývar z hovädzích kostí. Varte asi 5 minút, alebo kým brokolica nezmäkne, za občasného miešania. Vmiešame mäso a limetkovú šťavu; varte ešte 1 minútu. Podávame na karfiolovej ryži. Ak chcete, pridajte ďalšiu cibuľku a/alebo drvenú červenú papriku.

PLNENÝ FLANK STEAK S OMÁČKOU CHIMICHURRI

PRÍPRAVA:30 minút pečenie: 35 minút odstátie: 10 minút množstvo: 4 porcie

1 stredný sladký zemiak, olúpaný (asi 12 uncí)

1 lyžica extra panenského olivového oleja

6 strúčikov cesnaku, mletého (1 polievková lyžica)

2 čajové lyžičky extra panenského olivového oleja

1 5-uncové balenie čerstvého baby špenátu

1½ libry steak z boku

2 čajové lyžičky mletého čierneho korenia

2 lyžice extra panenského olivového oleja

½ šálky omáčky Chimichurri (pozrirecept)

1. Predhrejte rúru na 400 °F. Veľký plech vystelieme papierom na pečenie. Pomocou mandolíny nakrájajte sladké zemiaky pozdĺžne na približne ⅛-palcové hrubé plátky. V strednej miske premiešajte plátky sladkých zemiakov s 1 lyžicou oleja. Plátky poukladáme do rovnomernej vrstvy na pripravený plech. Pečieme asi 15 minút alebo do mäkka. Odložte nabok vychladnúť.

2. Medzitým na extra veľkej panvici odolnej voči rúre skombinujte cesnak a 2 lyžičky olivového oleja. Varte na strednom ohni asi 2 minúty alebo kým cesnak nie je mierne rozvarený, ale nie hnedý, za občasného miešania. Pridajte špenát na panvicu; varíme do zvädnutia. Preneste špenát na tanier, aby vychladol; odložte panvicu nabok.

3. Naryhujte obe strany steaku tak, že urobíte plytké diagonálne rezy vzdialené od seba približne 1 palec do kosoštvorcového vzoru. Umiestnite flank steak medzi dva kusy plastového obalu. Plochou stranou paličky na mäso

rozdrvte steak, kým nebude hrubý približne ½ palca. Z uvareného špenátu vytlačte prebytočnú tekutinu a rovnomerne položte na steak. Navrch poukladáme sladké zemiaky, podľa potreby prekrývame plátky. Začnite od dlhšej strany a zrolujte flank steak. Zviažte zrolovaný steak v 1-palcových intervaloch pomocou kuchynskej šnúrky zo 100% bavlny. Posypeme mletým čiernym korením.

4. Pridajte 2 polievkové lyžice oleja do panvice na varenie špenátu. Pridajte mäso na panvicu; varte do zhnednutia zo všetkých strán, pričom mäso podľa potreby obraciame, aby sa rovnomerne prepieklo. Vložte panvicu s mäsom do rúry. Pečte odkryté 20 až 25 minút alebo kým teplomer na mäso vložený do stredu nezaznamená 145 °F.

5. Vyberte mäso z panvice a zakryte ho fóliou. Nechajte 10 minút odstáť. Odstráňte kuchynský reťazec; nakrájajte mäso priečne na ½ palca hrubé plátky. Podávame s omáčkou Chimichurri.

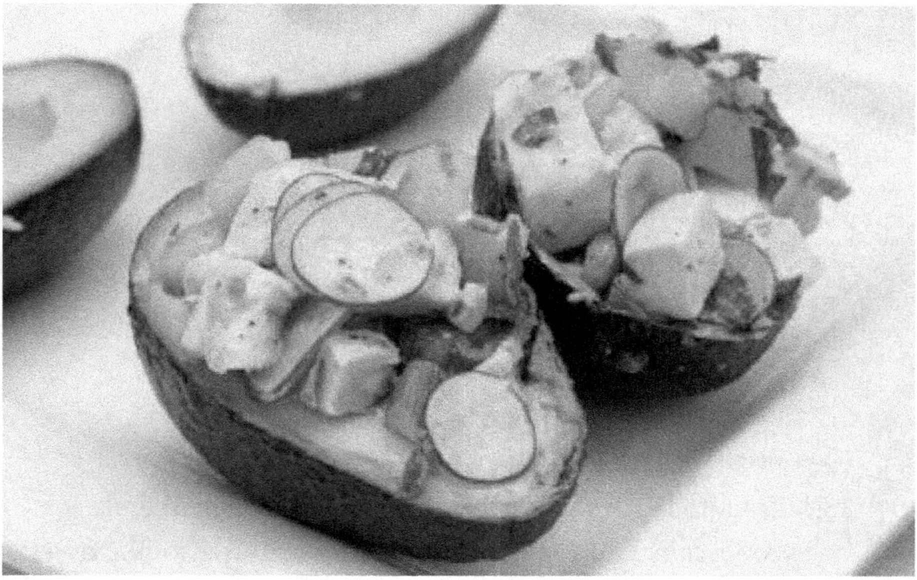

GRILOVANÝ FLANK STEAK KABOBS S CHRENOVOU MAJONÉZOU

PRÍPRAVA:30 minút marinovanie: 2 až 4 hodiny grilovanie: 48 minút množstvo: 4 porcie

1½ libry hovädzieho steaku

1 šálka suchého červeného vína

½ šálky olivového oleja

¼ šálky mletej šalotky

9 strúčikov cesnaku, mletého (1 polievková lyžica)

2 polievkové lyžice nasekaného čerstvého rozmarínu

2 stredné sladké zemiaky, olúpané a nakrájané na 1-palcové kocky

2 stredné repy, olúpané a nakrájané na 1-palcové kocky

½ lyžičky čierneho korenia

¾ šálky Paleo Mayo (pozrirecept)

2 až 3 lyžice strúhaného čerstvého chrenu

1 polievková lyžica nasekanej čerstvej pažítky

1. Nakrájajte flank steak proti zrnu na ¼ palca hrubé plátky. Vložte mäso do 1-galónového uzatvárateľného plastového vrecka v plytkej nádobe; odložiť.

2. Na marinádu zmiešajte v malej miske červené víno, ¼ šálky oleja, šalotku, 6 strúčikov mletého cesnaku a 1 polievkovú lyžicu rozmarínu. Mäso vo vrecku polejeme marinádou. Utesnite vrecko a otočte na obaľovanie mäsa. Marinujte v chladničke 2 až 4 hodiny, občas vrecko otočte.

3. Medzitým, čo sa týka zeleniny, kombinujte sladké zemiaky a repu vo veľkej mise. V malej miske zmiešajte zvyšnú ¼ šálky olivového oleja, 3 strúčiky mletého cesnaku, zvyšný rozmarín a korenie. Pokvapkajte zeleninu; hodiť do kabáta. Zložte 36 × 18-palcový kus ťažkej fólie na

polovicu, aby ste vytvorili dvojitú hrúbku fólie s rozmermi 18 × 18 palcov. Umiestnite obalenú zeleninu do stredu fólie; zdvihnite protiľahlé okraje fólie a zalepte dvojitým záhybom. Prehnite zvyšné okraje, aby ste zeleninu úplne uzavreli a ponechali priestor na tvorbu pary.

4. Pri grile na drevené uhlie alebo plynovom grile položte alobalový balíček zeleniny na grilovací rošt priamo na strednú teplotu. Prikryte a grilujte 40 minút, alebo kým zelenina nezmäkne, v polovici grilovania raz otočte. Odstráňte z grilu. Počas grilovania steakových kabobov nechajte stáť uzavreté.

5. V malej miske zmiešajte Paleo Mayo, chren a pažítku. Odložte bokom. Steak z boku sceďte; zlikvidujte marinádu. Na dvanásť 12- až 14-palcových kovových alebo bambusových špíz* navlečte steakový akordeónový štýl. Umiestnite steakové kaboby na grilovací rošt priamo na strednú teplotu. Prikryte a grilujte 8 až 9 minút, pričom v polovici grilovania kaboby otočte.

6. Opatrne otvorte balíček zeleniny a vyprázdnite ho do veľkej servírovacej misy. Podávajte steakové kaboby a zeleninu s chrenovou majonézou.

*Poznámka: Ak používate bambusové špízy, pred pridaním mäsa ich namočte na 30 minút do vody, aby ste zabránili spáleniu.

CHUCK STEAKY PEČENÉ NA VÍNE S HUBAMI

PRÍPRAVA:10 minút varenie: 30 minút pečenie: 1 hodina 45 minút množstvo: 2 porcie

CHUCK STEAKY SÚ EKONOMICKOU VOĽBOUPRETOŽE NIE SÚ NAJNEŽNEJŠIE. PO ASI HODINE VARENIA V ZMESI ČERVENÉHO VÍNA, HOVÄDZIEHO VÝVARU, HÚB, CESNAKU A ČIERNEHO KORENIA SA VŠAK DAJÚ KRÁJAŤ NOŽOM NA MASLO.

2 6-uncové vykostené steaky s krížovým rebrom z hovädzieho mäsa, nakrájané na hrúbku asi ¾ palca

½ lyžičky granulovaného cesnaku bez konzervačných látok

Čierne korenie

4 čajové lyžičky extra panenského olivového oleja

10 uncí gombíkových húb, nakrájaných na plátky

½ šálky suchého červeného vína (napríklad Zinfandel)

½ šálky vývaru z hovädzích kostí (pozrirecept), Vývar z kuracích kostí (pozrirecept), alebo hovädzí alebo kurací vývar bez pridania soli

2 lyžičky nasekanej čerstvej petržlenovej vňate

½ lyžičky nasekaného čerstvého tymiánu

½ lyžičky jemne nastrúhanej citrónovej kôry

1 malý strúčik cesnaku, mletý

strúhaný čerstvý chren (voliteľné)

1. Predhrejte rúru na 300°F.

2. V prípade potreby odrežte tuk zo steakov. Steaky osušte papierovými utierkami. Posypte obe strany granulovaným cesnakom a korením. Na stredne vysokej panvici zohrejte 2 čajové lyžičky olivového oleja na stredne vysokú teplotu. Pridajte steaky na panvicu; varte 3 až 4 minúty z každej strany alebo kým dobre nezhnedne. Preneste steaky na tanier; odložiť.

3. Do panvice pridajte huby a zvyšné 2 lyžičky olivového oleja. Varte 4 minúty za občasného miešania. Primiešajte víno a vývar z hovädzích kostí, zoškrabte zhnednuté kúsky zo spodnej časti panvice. Priveďte do varu. Pridajte steaky na panvicu a na steaky nalejte hubovú zmes. Panvicu prikryte pokrievkou. Presuňte panvicu do rúry. Pečte asi 1¼ hodiny alebo kým mäso nezmäkne.

4. Pre petržlenovú vňať zmiešajte v malej miske petržlenovú vňať, tymian, citrónovú kôru a cesnak; odložiť.

5. Preneste steaky na tanier; prikryte, aby ste zostali v teple. Na omáčku zohrejte huby a tekutinu na panvici na stredne vysokej teplote, kým sa nerozvaria. Varte asi 4 minúty alebo kým sa mierne nezredukuje. Na steaky podávajte hubovú omáčku. Posypeme petržlenovou vňaťou a ak chceme, nastrúhaným chrenom.

STRIP STEAKY S AVOKÁDOVO-CHRENOVOU OMÁČKOU

PRÍPRAVA:15 minút odstátie: 10 minút grilovanie: 16 minút množstvo: 4 porcie

SKVELOU PRÍLOHOU JE CHRENOVÁ OMÁČKAK POMALY PEČENEJ HOVÄDZEJ SVIEČKOVEJ (VIĎRECEPT). TU SA ZMIEŠA S GRILOVANÝM AVOKÁDOM, ČÍM VZNIKNE OMÁČKA BOHATEJ CHUTI OBOHATENÁ TROCHOU TEPLA Z DIJONSKEJ HORČICE A ČERSTVO NASTRÚHANÉHO CHRENU. GRILOVANÍM SÚ AVOKÁDA EXTRA KRÉMOVÉ A PEKNE ÚDENÉ.

STEAK

1 polievková lyžica údeného korenia (viď recept)

½ lyžičky suchej horčice

1 lyžička mletého kmínu

4 prúžkové (vrchná časť chrbta) steaky nakrájané na hrúbku 1 palca (celkom asi 2 libry)

2 avokáda, rozpolené a zbavené semienok (ošúpte)

1 lyžička limetkovej šťavy

OMÁČKA

2 lyžice chrenovej omáčky (viď recept, nižšie

2 lyžice čerstvej limetkovej šťavy

2 strúčiky cesnaku, mleté

1. V malej miske zmiešajte Smoky Korenie, suchú horčicu a rascu. Posypte steaky a rozotrite prstami. Nechajte 10 minút odstáť.

2. Pri grile na drevené uhlie poukladajte stredne horúce uhlíky okolo odkvapkávacej misky. Otestujte strednú teplotu nad panvicou. Umiestnite steaky na grilovací rošt nad

odkvapkávaciu panvicu. Prikryte a grilujte 16 až 20 minút pre stredne riedky (145 °F) alebo 20 až 24 minút pre stredný (160 °F), pričom steaky v polovici grilovania otočte. Rezné strany avokáda potrieme limetkovou šťavou. Na posledných 8 až 10 minút grilovania alebo do zmäknutia pridajte na grilovaciu mriežku nad odkvapkávacou panvicou, reznými stranami nahor. (Pri plynovom grile predhrejte gril. Znížte teplotu na strednú úroveň. Nastavte na nepriame varenie. Grilujte podľa vyššie uvedeného návodu.)

3. Na omáčku naberajte dužinu avokáda do strednej misky. Pridajte chrenovú omáčku, 2 polievkové lyžice limetkovej šťavy a cesnak; roztlačte vidličkou takmer do hladka. Steaky podávajte s omáčkou.

Chrenová omáčka: V strednej miske zmiešajte ¼ šálky strúhaného čerstvého chrenu, 1 šálku kešu smotany (pozrirecept), 1 polievková lyžica horčice dijonského štýlu (pozrirecept), 1 lyžičku bieleho vínneho octu a 2 lyžičky citrónovo-bylinkového korenia (viďrecept). Prikryte a dajte do chladničky aspoň na 4 hodiny alebo cez noc.

STEAKY ZO SVIEČKOVICE MARINOVANÉ V CITRÓNOVEJ TRÁVE

PRÍPRAVA:30 minút marinovanie: 2 až 10 hodín grilovanie: 10 minút odstátie: 35 minút množstvo: 4 porcie

THAJSKÁ BAZALKA JE INÁ AKO SLADKÁ BAZALKAPOUŽÍVA SA V STREDOMORSKEJ KUCHYNI VZHĽADOM AJ CHUŤOU. BAZALKA SLADKÁ MÁ ŠIROKÉ LISTY NA ZELENÝCH STONKÁCH; THAJSKÁ BAZALKA MÁ ÚZKE ZELENÉ LISTY NA FIALOVÝCH STONKÁCH. OBA MAJÚ ANÍZOVÚ PRÍCHUŤ, NO V THAJSKEJ BAZALKE JE VÝRAZNEJŠIA. THAJSKÁ BAZALKA TIEŽ LEPŠIE DRŽÍ TEPLO AKO SLADKÁ BAZALKA. HĽADAJTE HO NA ÁZIJSKÝCH TRHOCH A FARMÁRSKYCH TRHOCH. AK JU NENÁJDETE, URČITE SA VÁM HODÍ BAZALKA SLADKÁ.

2 stonky citrónovej trávy, iba žlté a svetlozelené časti

1 2-palcový kúsok zázvoru, olúpaný a nakrájaný na tenké plátky

½ šálky nakrájaného čerstvého ananásu

¼ šálky čerstvej limetkovej šťavy

1 jalapeňo, zbavené semienok a nakrájané (pozritip)

2 lyžice extra panenského olivového oleja

4 6-uncové steaky z hovädzej sviečkovice, nakrájané na hrúbku ¾ palca

½ šálky listov thajskej bazalky

½ šálky listov koriandra

½ šálky lístkov mäty

½ šálky cibuľky, nakrájanej na tenké plátky

2 čajové lyžičky extra panenského olivového oleja

1 limetka, na štvrtiny

1. Na marinádu odstráňte a zlikvidujte všetky pomliaždené vonkajšie vrstvy stoniek citrónovej trávy. Nakrájajte na tenké kolieska. V kuchynskom robote skombinujte

citrónovú trávu a zázvor; pulzovať, až kým nebude veľmi jemne nakrájaný. Pridajte ananás, limetkovú šťavu, jalapeňo a 2 lyžice olivového oleja; pyré čo najviac.

2. Vložte steaky do veľkého uzatvárateľného plastového vrecka v plytkej nádobe. Steaky polejeme marinádou. Tesniace vrecko; obrátiť tašku na kabát. Marinujte v chladničke 2 až 10 hodín, občas vrecko otočte. Odstráňte steaky z marinády; zlikvidujte marinádu. Pred grilovaním nechajte steaky odstáť pri izbovej teplote 30 minút.

3. Pri grile na drevené uhlie alebo plynovom grile položte steaky na grilovací rošt priamo pri strednom ohni. Prikryte a grilujte 10 až 12 minút pre medium rare (145°F) alebo 12 až 15 minút pre medium (160°F), pričom v polovici grilovania raz otočte. Odstráňte steaky z grilu; pred podávaním nechajte 5 minút postáť.

4. Na bylinkovú polevu zmiešajte v malej miske bazalku, koriandr, mätu a cibuľku; pokvapkajte 2 lyžičkami olivového oleja; hodiť do kabáta. Každý steak obložíme bylinkovou polevou a podávame s kolieskami limetky.

BALZAMIKOVO-DIJONSKÁ SVIEČKOVICA S CESNAKOVÝM ŠPENÁTOM

PRÍPRAVA:12 minút marinovanie: 4 hodiny grilovanie: 10 minút množstvo: 4 porcie

VARENÍM MARINÁDY JE TO BEZPEČNÉJESŤ AKO OMÁČKU – A MIERNE JU ZREDUKOVAŤ, ABY BOLA AJ HUSTEJŠIA. ŠPENÁT RESTUJTE, KÝM SA STEAK GRILUJE – A LEN TAK TAK. PRE NAJLEPŠIU CHUŤ A VÝŽIVU VARTE ŠPENÁT LEN DOVTEDY, KÝM NEZVÄDNE A BUDE STÁLE JASNE ZELENÝ.

STEAK

4 lyžice balzamikového octu

3 lyžice extra panenského olivového oleja

3 lyžice čerstvej citrónovej šťavy

3 lyžice čerstvej pomarančovej šťavy

1 polievková lyžica horčice dijonského štýlu (pozrirecept)

2 lyžičky nasekaného čerstvého rozmarínu

½ lyžičky čierneho korenia

3 strúčiky cesnaku, mleté

1 1½-libra sviečkovice, nakrájaná na hrúbku 1½ palca

ŠPENÁT

1 lyžica extra panenského olivového oleja

4 strúčiky cesnaku, nakrájané na tenké plátky

8 šálok baby špenátu

¼ lyžičky čierneho korenia

1. Na marinádu v strednej miske rozšľahajte ocot, olivový olej, citrónovú šťavu, pomarančovú šťavu, dijonskú horčicu, rozmarín, korenie a cesnak. Vložte steak do

uzatvárateľného plastového vrecka vloženého do plytkej misky. Steak polejeme marinádou. Tesniace vrecko; obrátiť na kabát steak. Marinujte v chladničke 4 hodiny, občas vrecko otočte.

2. Predhrejte brojler. Odstráňte steak z marinády; preneste marinádu do malého hrnca. Pre balzamikovú omáčku zohrejte marinádu na stredne vysokej teplote až do varu. Znížte teplo; dusíme 2 až 3 minúty alebo do mierneho zhustnutia; odložiť.

3. Steak položte na nevyhrievaný rošt na panvici na brojlery. Grilujte 4 až 5 palcov z tepla asi 10 minút pre medium rare (145°F) alebo 14 minút pre medium (160°), raz otočte. Preneste steak na reznú dosku. Voľne prikryte fóliou; necháme 10 minút postáť.

4. V prípade špenátu medzitým na extra veľkej panvici zohrejte olivový olej na strednom ohni. Pridajte nakrájaný cesnak; varte 1 minútu alebo kým nebude svetlo zlatá. Pridajte špenát; posypať korením. Varte a miešajte 1 až 2 minúty alebo len dovtedy, kým špenát nezvädne.

5. Steak nakrájame na štyri porcie a pokvapkáme balzamikovou omáčkou. Podávame so špenátom.

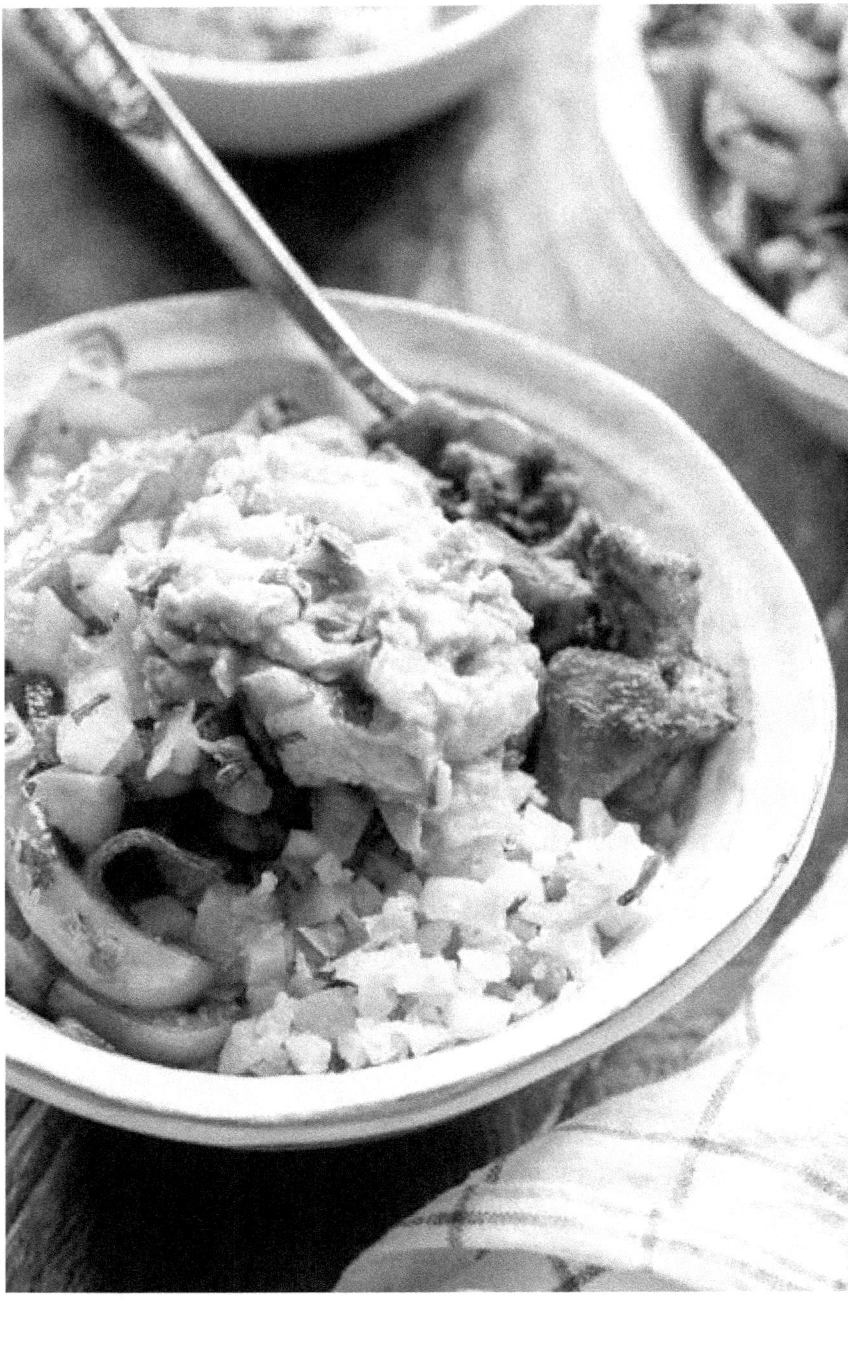

ÚDENÉ DETSKÉ CHRBTOVÉ REBRÁ S JABLKOVO-HORČICOVOU MOPOVOU OMÁČKOU

NAMOČIŤ:1 hodina odstáť: 15 minút údiť: 4 hodiny variť: 20 minút vyrobiť: 4 porcieFOTOGRAFIU

BOHATÁ CHUŤ A MÄSITÁ TEXTÚRAÚDENÝCH REBIER SI VYŽADUJE NIEČO CHLADIVÉ A CHRUMKAVÉ K TOMU. POSLÚŽI TAKMER KAŽDÝ ZÁPRAŽKA, ALE FENIKLOVÝ (POZRIRECEPTA NA OBRÁZKUTU), JE OBZVLÁŠŤ DOBRÝ.

REBRÁ

8 až 10 kúskov jabloňového alebo hikorového dreva

3 až 3½ libry bravčové karé detské zadné rebrá

¼ šálky údeného korenia (pozrirecept)

OMÁČKA

1 stredne varené jablko, olúpané, zbavené jadrovníkov a nakrájané na tenké plátky

¼ šálky nakrájanej cibule

¼ šálky vody

¼ šálky jablčného octu

2 polievkové lyžice horčice dijonského štýlu (pozrirecept)

2 až 3 lyžice vody

1. Aspoň 1 hodinu pred údením namočte kúsky dreva do dostatočného množstva vody, aby boli zakryté. Pred použitím sceďte. Odrežte viditeľný tuk z rebier. V prípade potreby odlúpnite tenkú membránu zo zadnej strany rebier. Vložte rebrá do veľkej plytkej panvice. Rovnomerne posypte Smoky Korením; votrite prstami. Nechajte stáť pri izbovej teplote 15 minút.

2. V udiarni poukladajte predhriate uhlie, odkvapkané kúsky dreva a vodnú panvicu podľa pokynov výrobcu. Nalejte vodu do panvice. Položte rebrá kosťami nadol na grilovací rošt nad vodnou panvou. (Alebo položte rebrá na rebrá; rebierka položte na grilovací rošt.) Prikryte a údte 2 hodiny. Počas fajčenia udržujte v udiarni teplotu približne 225 °F. Pridajte ďalšie uhlie a vodu podľa potreby na udržanie teploty a vlhkosti.

3. Medzitým na mop omáčku v malom hrnci zmiešajte plátky jablka, cibuľu a ¼ šálky vody. Priveďte do varu; znížiť teplo. Za občasného miešania dusíme prikryté 10 až 12 minút alebo kým plátky jabĺk nezmäknú. Mierne vychladnúť; preneste nescedené jablko a cibuľu do kuchynského robota alebo mixéra. Prikryjeme a spracujeme alebo rozmixujeme do hladka. Vráťte pyré do hrnca. Vmiešame ocot a dijonskú horčicu. Varte na miernom ohni 5 minút, občas premiešajte. Pridajte 2 až 3 polievkové lyžice vody (alebo viac podľa potreby), aby omáčka mala konzistenciu vinaigrette. Omáčku rozdelíme na tretiny.

4. Po 2 hodinách potrite rebrá tretinou omáčky. Prikryjeme a fajčíme ešte 1 hodinu. Znovu potrite ďalšou tretinou omáčky. Každý plát rebier zabaľte do ťažkej fólie a položte rebrá späť na udiareň a v prípade potreby ich navrstvite na seba. Prikryte a údte ešte 1 až 1½ hodiny alebo kým rebrá nezmäknú.*

5. Rozbaľte rebrá a potrite ich zvyšnou tretinou omáčky. Na servírovanie nakrájajte rebrá medzi kosťami.

*Tip: Ak chcete otestovať citlivosť rebier, opatrne odstráňte fóliu z jedného z plátov rebier. Zdvihnite rebrovú dosku pomocou kliešti, držte ju za vrchnú štvrtinu dosky. Otočte plát rebier tak, aby mäsitá strana smerovala nadol. Ak sú rebrá krehké, doska by sa mala začať rozpadávať, keď ju zdvihnete. Ak nie je mäkké, znova ho zabaľte do fólie a pokračujte v údení rebier, kým nezmäknú.

GRILOVACIE BRAVČOVÉ REBIERKA VO VIDIECKOM ŠTÝLE S ČERSTVÝM ANANÁSOVÝM ŠALÁTOM

PRÍPRAVA:20 minút varenie: 8 minút pečenie: 1 hodina 15 minút množstvo: 4 porcie

BRAVČOVÉ REBRÁ VO VIDIECKOM ŠTÝLE SÚ MÄSITÉ,LACNÉ, A AK SA S NIMI ZAOBCHÁDZA SPRÁVNYM SPÔSOBOM – NAPRÍKLAD VARENÉ POMALY A POMALY V ZMÄTKU BARBECUE OMÁČKY – SÚ JEMNE JEMNÉ.

2 libry vykostených bravčových rebier vo vidieckom štýle

¼ lyžičky čierneho korenia

1 lyžica rafinovaného kokosového oleja

½ šálky čerstvej pomarančovej šťavy

1½ šálky BBQ omáčky (pozrirecept)

3 šálky strúhanej zelenej a/alebo červenej kapusty

1 šálka strúhanej mrkvy

2 šálky jemne nasekaného ananásu

⅓ šálky Bright Citrus Vinaigrette (pozrirecept)

BBQ omáčka (viďrecept) (voliteľné)

1. Predhrejte rúru na 350 °F. Bravčové mäso posypeme korením. V extra veľkej panvici zohrejte kokosový olej na stredne vysokej teplote. Pridajte bravčové rebrá; varte 8 až 10 minút alebo do zhnednutia a rovnomerne zhnednite. Umiestnite rebrá do 3-litrovej obdĺžnikovej zapekacej misky.

2. Na omáčku pridajte pomarančový džús na panvicu a miešajte, aby ste zoškrabali všetky zhnednuté kúsky. Vmiešajte 1½ šálky BBQ omáčky. Rebrá polejeme omáčkou. Otočte rebrá, aby sa potiahli omáčkou (ak je to

potrebné, použite kefku na potretie rebier omáčkou). Zapekaciu misu pevne prikryte hliníkovou fóliou.

3. Rebierka pečieme 1 hodinu. Odstráňte alobal a rebierka potrite omáčkou z pekáča. Pečte ešte asi 15 minút, alebo kým rebrá nezmäknú a nezhnednú a omáčka mierne nezhustne.

4. Medzitým na ananásový šalát kombinujte kapustu, mrkvu, ananás a vinaigrette s jasným citrusom. Zakryte a nechajte v chladničke až do času podávania.

5. Rebierka podávame so zápražkou av prípade potreby aj s BBQ omáčkou.

PIKANTNÝ BRAVČOVÝ GULÁŠ

PRÍPRAVA:20 minút varenie: 40 minút vyrobí: 6 porcií

PODÁVA SA TENTO GULÁŠ NA MAĎARSKÝ SPÔSOBNA LÔŽKU CHRUMKAVEJ, SOTVA ZVÄDNUTEJ KAPUSTY NA JEDNO JEDLO. ROZDRVTE RASCU V MAŽIARI, AK MÁTE. AK NIE, ROZDRVTE ICH POD ŠIROKOU STRANOU KUCHÁRSKEHO NOŽA TAK, ŽE NA NÔŽ JEMNE ZATLAČÍTE PÄSŤOU.

GULÁŠ

1½ libry mletého bravčového mäsa

2 šálky nakrájanej červenej, oranžovej a/alebo žltej sladkej papriky

¾ šálky jemne nakrájanej červenej cibule

1 malé čerstvé červené čili, zbavené semienok a nasekané nadrobno (pozritip)

4 čajové lyžičky údeného korenia (viďrecept)

1 lyžička rasce, rozdrvená

¼ lyžičky mletého majoránu alebo oregana

1 14-uncová konzerva nakrájané paradajky bez pridania soli, neodkvapkané

2 lyžice červeného vínneho octu

1 lyžica jemne nastrúhanej citrónovej kôry

⅓ šálky nasekanej čerstvej petržlenovej vňate

KAPUSTNICA

2 lyžice olivového oleja

1 stredná cibuľa, nakrájaná na plátky

1 malá hlávková zelená alebo červená kapusta zbavená jadierok a nakrájaná na tenké plátky

1. Na guláš varte vo veľkej holandskej peci mleté bravčové mäso, sladkú papriku a cibuľu na stredne vysokej teplote 8 až 10 minút alebo dovtedy, kým bravčové mäso už nie je ružové a zelenina chrumkavá, za stáleho miešania drevenou vareškou. rozdrviť mäso. Vypustite tuk. Znížte

teplo na minimum; pridajte červené čili, údené korenie, rascu a majoránku. Prikryjeme a varíme 10 minút. Pridáme nescedené paradajky a ocot. Priveďte do varu; znížiť teplo. Prikryté dusíme 20 minút.

2. Medzitým na kapustu v extra veľkej panvici zohrejte olej na strednom ohni. Pridajte cibuľu a varte, kým nezmäkne, asi 2 minúty. Pridajte kapustu; premiešajte, aby sa spojili. Znížte teplo na minimum. Varte asi 8 minút, alebo kým kapusta nezmäkne, za občasného miešania.

3. Na podávanie naložíme na tanier časť kapustovej zmesi. Navrch dáme guláš a posypeme citrónovou kôrou a petržlenovou vňaťou.

TALIANSKE KLOBÁSOVÉ FAŠÍRKY MARINARA S NAKRÁJANÝM FENIKLOM A CIBUĽOVÝM SOTÉ

PRÍPRAVA:30 minút pečenie: 30 minút varenie: 40 minút robí: 4 až 6 porcií

TENTO RECEPT JE ZRIEDKAVÝM PRÍKLADOMKONZERVOVANÉHO PRODUKTU, KTORÝ FUNGUJE ROVNAKO AKO – AK NIE LEPŠIE AKO – ČERSTVÁ VERZIA. POKIAĽ NEMÁTE PARADAJKY, KTORÉ SÚ VEĽMI, VEĽMI ZRELÉ, V OMÁČKE Z ČERSTVÝCH PARADAJOK NEDOSIAHNETE TAKÚ DOBRÚ KONZISTENCIU AKO PRI KONZERVOVANÝCH PARADAJKÁCH. LEN SA UISTITE, ŽE POUŽÍVATE PRODUKT BEZ PRIDANIA SOLI – A EŠTE LEPŠIE, ORGANICKÝ.

MÄSOVÉ GUĽKY

2 veľké vajcia

½ šálky mandľovej múky

8 strúčikov cesnaku, mletého

6 lyžíc suchého bieleho vína

1 lyžica papriky

2 lyžičky čierneho korenia

1 lyžička semien feniklu, jemne rozdrvených

1 lyžička sušeného oregana, drveného

1 lyžička sušeného tymiánu, drveného

¼ až ½ čajovej lyžičky kajenského korenia

1½ libry mletého bravčového mäsa

MARINARA

2 lyžice olivového oleja

2 15-uncové plechovky drvených paradajok bez pridania soli alebo jedna 28-uncová plechovka drvených paradajok bez pridania soli

½ šálky nasekanej čerstvej bazalky

3 stredné feniklové cibuľky, rozpolené, zbavené jadrovníkov a nakrájané na tenké plátky

1 veľká sladká cibuľa, rozpolená a nakrájaná na tenké plátky

1. Predhrejte rúru na 375 °F. Veľký lemovaný plech vyložte papierom na pečenie; odložiť. Vo veľkej mise vyšľaháme vajíčka, mandľovú múku, 6 strúčikov mletého cesnaku, 3 polievkové lyžice vína, papriku, 1½ čajovej lyžičky čierneho korenia, semienka feniklu, oregano, tymian a kajenské korenie. Pridajte bravčové mäso; dobre premiešame. Zo zmesi bravčového mäsa vytvarujte 1,5-palcové mäsové guľky (mali by mať asi 24 mäsových guľôčok); poukladáme v jednej vrstve na pripravený plech. Pečte asi 30 minút alebo do zhnednutia, pričom počas pečenia raz otočte.

2. Medzitým na omáčku marinara zohrejte v 4- až 6-litrovej holandskej rúre 1 polievkovú lyžicu olivového oleja. Pridajte 2 zostávajúce strúčiky mletého cesnaku; varte asi 1 minútu alebo kým nezačne hnednúť. Rýchlo pridajte zvyšné 3 lyžice vína, drvené paradajky a bazalku. Priveďte do varu; znížiť teplo. Odkryté dusíme 5 minút. Uvarené mäsové guľky opatrne vmiešame do marinarovej omáčky. Prikryjeme a dusíme 25 až 30 minút.

3. Medzitým na veľkej panvici zohrejte zvyšnú 1 lyžicu olivového oleja na strednom ohni. Vmiešame pokrájanú vňať a cibuľu. Varte 8 až 10 minút, alebo kým nezmäkne a nezhnedne, za častého miešania. Dochutíme zvyšnou ½ lyžičky čierneho korenia. Podávajte mäsové guľky a omáčku marinara s feniklovým a cibuľovým restovaním.

BRAVČOVÝM MÄSOM PLNENÉ CUKETOVÉ LODIČKY S BAZALKOU A PÍNIOVÝMI ORIEŠKAMI

PRÍPRAVA:20 minút varenie: 22 minút pečenie: 20 minút výroba: 4 porcie

DETI BUDÚ MILOVAŤ TOTO ZÁBAVNÉ JEDLOZ VYDLABANEJ CUKETY PLNENEJ MLETÝM BRAVČOVÝM MÄSOM, PARADAJKAMI A SLADKOU PAPRIKOU. AK CHCETE, VMIEŠAJTE 3 POLIEVKOVÉ LYŽICE BAZALKOVÉHO PESTA (VIĎRECEPT) NAMIESTO ČERSTVEJ BAZALKY, PETRŽLENU A PÍNIOVÝCH ORIEŠKOV.

2 stredné cukety

1 lyžica extra panenského olivového oleja

12 uncí mletého bravčového mäsa

¾ šálky nakrájanej cibule

2 strúčiky cesnaku, mleté

1 šálka nakrájaných paradajok

⅔ šálky jemne nasekanej žltej alebo oranžovej sladkej papriky

1 lyžička semien feniklu, jemne rozdrvených

½ lyžičky drvených vločiek červenej papriky

¼ šálky nasekanej čerstvej bazalky

3 lyžice nasekanej čerstvej petržlenovej vňate

2 lyžice píniových orieškov, opečených (pozritip) a nahrubo nasekané

1 lyžička jemne nastrúhanej citrónovej kôry

1. Predhrejte rúru na 350 °F. Rozpolte cuketu pozdĺžne a opatrne vyškrabte stred, nechajte ¼ palca hrubú škrupinu. Dužinu z cukety nasekáme nahrubo a odložíme bokom. Na plech vystlaný alobalom poukladáme polovice cukety reznou stranou nahor.

2. Na plnenie zohrejte vo veľkej panvici olivový olej na stredne vysokú teplotu. Pridajte mleté bravčové mäso; varíme, kým už nie je ružové, pričom miešame drevenou vareškou, aby sa mäso rozbilo. Vypustite tuk. Znížte teplo na stredné. Pridajte rezervovanú dužinu z cukety, cibuľu a cesnak; varíme a miešame asi 8 minút alebo kým cibuľa nezmäkne. Vmiešame paradajky, sladkú papriku, feniklové semienka a drvenú červenú papriku. Varte asi 10 minút, alebo kým paradajky nezmäknú a nezačnú sa lámať. Odstráňte panvicu z tepla. Vmiešame bazalku, petržlenovú vňať, píniové oriešky a citrónovú kôru. Náplň rozdeľte medzi cuketové škrupiny, mierne nahrňte. Pečte 20 až 25 minút alebo kým cuketové škrupiny nie sú chrumkavé.

KARI A ANANÁSOVÉ „REZANCOVÉ" MISKY S KOKOSOVÝM MLIEKOM A BYLINKAMI

PRÍPRAVA:30 minút varenie: 15 minút pečenie: 40 minút množstvo: 4 porcieFOTOGRAFIU

1 veľká špagetová tekvica

2 lyžice rafinovaného kokosového oleja

1 libra mletého bravčového mäsa

2 lyžice jemne nasekanej cibuľky

2 lyžice čerstvej limetkovej šťavy

1 lyžica mletého čerstvého zázvoru

6 strúčikov cesnaku, mletého

1 lyžica mletej citrónovej trávy

1 polievková lyžica červeného kari bez pridania soli v thajskom štýle

1 šálka nakrájanej červenej sladkej papriky

1 šálka nakrájanej cibule

½ šálky julienne nakrájanej mrkvy

1 baby bok choy, nakrájané na plátky (3 šálky)

1 šálka nakrájaných čerstvých húb

1 alebo 2 thajské vtáčie čili nakrájané na tenké plátky (pozritip)

1 13,5-uncová plechovka prírodného kokosového mlieka (napríklad Nature's Way)

½ šálky vývaru z kuracích kostí (pozrirecept) alebo kurací vývar bez pridania soli

¼ šálky čerstvej ananásovej šťavy

3 polievkové lyžice nesoleného kešu masla bez pridaného oleja

1 šálka čerstvého ananásu nakrájaného na kocky

Limetkové kliny

Čerstvý koriandr, mäta a/alebo thajská bazalka

Nasekané pečené kešu

1. Predhrejte rúru na 400 °F. Špagety squashujte v mikrovlnnej rúre na vysokej úrovni 3 minúty. Tekvicu opatrne rozrežte pozdĺžne na polovicu a vyškrabte semienka. Rezné strany tekvice potrieme 1 lyžicou kokosového oleja. Položte polovice tekvice rezmi nadol na plech na pečenie. Pečte 40 až 50 minút, alebo kým sa tekvica nedá ľahko prepichnúť nožom. Pomocou vidličky oškrabte dužinu zo škrupín a udržiavajte v teple, kým nebudete pripravené na podávanie.

2. Medzitým v strednej miske zmiešajte bravčové mäso, cibuľovú cibuľku, limetkovú šťavu, zázvor, cesnak, citrónovú trávu a kari; dobre premiešame. V extra veľkej panvici zohrejte zvyšnú 1 polievkovú lyžicu kokosového oleja na stredne vysokú teplotu. Pridajte bravčovú zmes; varíme, kým už nie je ružové, pričom miešame drevenou vareškou, aby sa mäso rozbilo. Pridajte sladkú papriku, cibuľu a mrkvu; varte a miešajte asi 3 minúty alebo kým zelenina nezmäkne. Vmiešajte bok choy, šampiňóny, čili, kokosové mlieko, vývar z kuracích kostí, ananásový džús a kešu maslo. Priveďte do varu; znížiť teplo. Pridajte ananás; dusíme odkryté, kým sa neprehreje.

3. Na servírovanie rozdeľte tekvicové špagety do štyroch servírovacích misiek. Cez tekvicu naberajte bravčové kari. Podávajte s kúskami limetky, bylinkami a kešu.

PIKANTNÉ GRILOVANÉ BRAVČOVÉ KARBONÁTKY S PIKANTNÝM UHORKOVÝM ŠALÁTOM

PRÍPRAVA:30 minút grilovanie: 10 minút odstátie: 10 minút množstvo: 4 porcie

CHRUMKAVÝ UHORKOVÝ ŠALÁTOCHUTENÝ ČERSTVOU MÄTOU JE CHLADIVÝM A OSVIEŽUJÚCIM DOPLNKOM K PIKANTNÝM BRAVČOVÝM BURGEROM.

⅓ šálky olivového oleja

¼ šálky nasekanej čerstvej mäty

3 lyžice bieleho vínneho octu

8 strúčikov cesnaku, mletého

¼ lyžičky čierneho korenia

2 stredné uhorky, veľmi tenké plátky

1 malá cibuľa, nakrájaná na tenké plátky (asi ½ šálky)

1¼ až 1½ libry mletého bravčového mäsa

¼ šálky nasekaného čerstvého koriandra

1 až 2 stredne čerstvé papričky jalapeño alebo serrano čili, zbavené semienok (ak je to potrebné) a jemne nakrájané (pozritip)

2 stredne červené sladké papriky, zbavené semienok a nakrájané na štvrtiny

2 lyžice olivového oleja

1. Vo veľkej miske rozšľaháme ⅓ šálky olivového oleja, mätu, ocot, 2 strúčiky mletého cesnaku a čierne korenie. Pridajte nakrájané uhorky a cibuľu. Hádzajte, kým nie sú dobre pokryté. Zakryte a ochlaďte, kým nebudete pripravené na podávanie, raz alebo dvakrát premiešajte.

2. Vo veľkej mise kombinujte bravčové mäso, koriandr, čili papričku a zvyšných 6 strúčikov mletého cesnaku.

Vytvarujte štyri placičky hrubé ¾ palca. Štvrťky papriky jemne potrieme 2 lyžičkami olivového oleja.

3. Pri grile na drevené uhlie alebo plynovom grile položte karbonátky a štvrtky sladkej papriky priamo na strednú teplotu. Prikryte a grilujte, kým teplomer vložený do strán bravčových placiek s okamžitým odčítaním nezaznamená 160 °F a štvrtky papriky sú jemné a ľahko zuhoľnatené, pričom v polovici grilovania placičky a štvrtky papriky otočíte. Nechajte 10 až 12 minút na karbonátky a 8 až 10 minút na štvrtky papriky.

4. Keď sú štvrtky papriky hotové, zabaľte ich do kúska fólie, aby sa úplne uzavreli. Nechajte stáť asi 10 minút, alebo kým nevychladne dostatočne na manipuláciu. Ostrým nožom opatrne ošúpeme šupky z papriky. Na tenké plátky pozdĺžne nakrájajte štvrtiny papriky.

5. Pri podávaní premiešajte uhorkový šalát a lyžicou ho rovnomerne naložte na štyri veľké servírovacie taniere. Na každý tanier pridajte bravčovú karbonátku. Plátky červenej papriky rovnomerne poukladajte na karbonátky.

CUKETOVO-KÔRKOVÁ PIZZA S PESTOM ZO SUŠENÝCH PARADAJOK, SLADKOU PAPRIKOU A TALIANSKOU KLOBÁSOU

PRÍPRAVA:30 minút varenie: 15 minút pečenie: 30 minút výroba: 4 porcie

TOTO JE PIZZA NOŽOM A VIDLIČKOU.KLOBÁSU A PAPRIKU NEZABUDNITE ZĽAHKA VTLAČIŤ DO PESTOM OBALENEJ KÔRKY, ABY SA POLEVY PRILEPILI DOSTATOČNE NA TO, ABY SA PIZZA MOHLA ÚHĽADNE KRÁJAŤ.

2 lyžice olivového oleja

1 lyžica jemne mletých mandlí

1 veľké vajce, zľahka rozšľahané

½ šálky mandľovej múky

1 polievková lyžica nakrájaného čerstvého oregana

¼ lyžičky čierneho korenia

3 strúčiky cesnaku, mleté

3½ šálky strúhanej cukety (2 stredné)

Talianska klobása (pozrirecept, nižšie)

1 lyžica extra panenského olivového oleja

1 sladká paprika (žltá, červená alebo polovica každej), zbavená semienok a nakrájaná na veľmi tenké prúžky

1 malá cibuľa, nakrájaná na tenké plátky

Pesto zo sušených paradajok (viďrecept, nižšie)

1. Predhrejte rúru na 425°F. Potrite 12-palcovú panvicu na pizzu 2 lyžicami olivového oleja. Posypeme mletými mandľami; odložiť.

2. Na kôrku vo veľkej mise zmiešajte vajce, mandľovú múku, oregano, čierne korenie a cesnak. Nastrúhanú cuketu vložte do čistej utierky alebo do kúska gázy. Pevne zabaľte

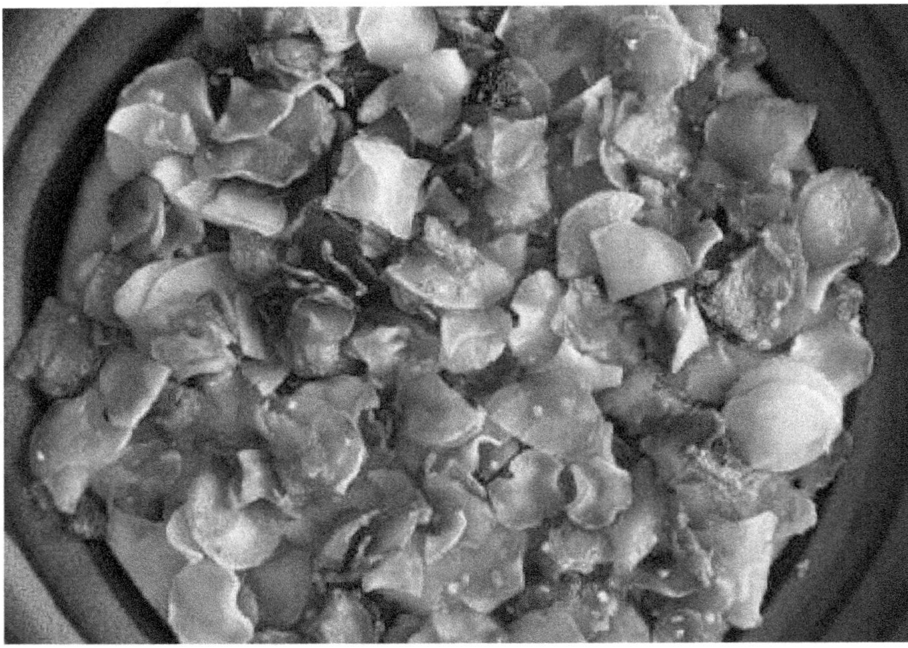

JAHŇACIE STEHNO ÚDENÉ CITRÓNOVO-KORIANDROVÉ S GRILOVANOU ŠPARGĽOU

NAMOČIŤ:30 minút príprava: 20 minút grilovanie: 45 minút odstátie: 10 minút množstvo: 6 až 8 porcií

TOTO JEDLO JE JEDNODUCHÉ, ALE ELEGANTNÉDVE INGREDIENCIE, KTORÉ SI PRÍDU NA SVOJE NA JAR – JAHŇACINA A ŠPARGĽA. OPEKANIE KORIANDROVÝCH SEMIENOK ZVÝRAZNÍ TEPLÚ, ZEMITÚ, MIERNE PIKANTNÚ CHUŤ.

1 šálka hikorových drevených štiepok

2 lyžice koriandrových semienok

2 polievkové lyžice jemne nastrúhanej citrónovej kôry

1½ lyžičky čierneho korenia

2 lyžice nasekaného čerstvého tymiánu

1 2- až 3-librové vykostené jahňacie stehno

2 zväzky čerstvej špargle

1 lyžica olivového oleja

¼ lyžičky čierneho korenia

1 citrón, nakrájaný na štvrtiny

1. Najmenej 30 minút pred údením namočte hikorové lupienky do dostatočného množstva vody, aby boli zakryté; odložiť. Medzitým na malej panvici opekajte koriandrové semienka na strednom ohni asi 2 minúty alebo kým nebudú voňavé a praskavé, za častého miešania. Odstráňte semená z panvice; necháme vychladnúť. Keď semená vychladnú, rozdrvte ich nahrubo v mažiari (alebo položte semená na dosku a rozdrvte ich zadnou časťou drevenej lyžice). V malej miske zmiešajte

rozdrvené koriandrové semienka, citrónovú kôru, 1½ lyžičky korenia a tymianu; odložiť.

2. Odstráňte sieť z jahňacej pečienky, ak je prítomná. Na pracovnej doske otvorte pečienku tučnou stranou nadol. Polovicu koreniacej zmesi posypte mäsom; votrite prstami. Pečeň zrolujte a zviažte štyrmi až šiestimi kusmi kuchynskej šnúrky zo 100% bavlny. Posypte zvyšnou zmesou korenia zvonku pečienky a jemne pritlačte, aby priľnula.

3. Pri grile na drevené uhlie poukladajte stredne horúce uhlíky okolo odkvapkávacej misky. Otestujte strednú teplotu nad panvicou. Odkvapkané drevené štiepky posypte na uhlíky. Jahňaciu pečienku položte na rošt na odkvapkávaciu panvicu. Zakryte a údte 40 až 50 minút na médium (145 °F). (Pri plynovom grile predhrejte gril. Znížte teplotu na strednú teplotu. Upravte pre nepriame varenie. Údte ako je uvedené vyššie, s výnimkou pridania scedených drevených triesok podľa pokynov výrobcu.) Pečené mäso voľne prikryte alobalom. Pred krájaním nechajte 10 minút postáť.

4. Medzitým zo špargle odrežeme drevnaté konce. Vo veľkej miske premiešajte špargľu s olivovým olejom a ¼ lyžičky korenia. Špargľu položte okolo vonkajších okrajov grilu, priamo nad uhlíky a kolmo na grilovací rošt. Prikryte a grilujte 5 až 6 minút, kým nie sú chrumkavé. Na špargľu vytlačte kolieska citróna.

5. Z jahňacej pečienky odstráňte strunu a mäso nakrájajte na tenké plátky. Mäso podávame s grilovanou špargľou.

JAHŇACÍ HORÚCI HRNIEC

PRÍPRAVA:Varenie: 30 minút: 2 hodiny 40 minút: 4 porcie

ZAHREJTE SA TÝMTO SLANÝM GULÁŠOMV JESENNÚ ALEBO ZIMNÚ NOC. GULÁŠ SA PODÁVA NA ZAMATOVEJ KAŠI Z KOREŇA ZELERU A PAŠTRNÁKA OCHUTENEJ HORČICOU NA SPÔSOB DIJON, KEŠU KRÉMOM A PAŽÍTKOU. POZNÁMKA: KOREŇ ZELERU SA NIEKEDY NAZÝVA ZELER.

10 zrniek čierneho korenia

6 listov šalvie

3 celé nové korenie

2 2-palcové prúžky pomarančovej kôry

2 libry vykostené jahňacie pliecko

3 lyžice olivového oleja

2 stredné cibule, nahrubo nakrájané

1 14,5-uncová konzerva nakrájané paradajky bez pridania soli, neodkvapkané

1½ šálky vývaru z hovädzích kostí (pozrirecept) alebo hovädzí vývar bez pridania soli

¾ šálky suchého bieleho vína

3 veľké strúčiky cesnaku, rozdrvené a olúpané

2 libry koreňa zeleru, olúpané a nakrájané na 1-palcové kocky

6 stredných paštrnákov, olúpaných a nakrájaných na 1-palcové plátky (asi 2 libry)

2 lyžice olivového oleja

2 polievkové lyžice kešu krému (viďrecept)

1 polievková lyžica horčice dijonského štýlu (pozrirecept)

¼ šálky nasekanej pažítky

1. Pre bouquet garni odrežte 7-palcový štvorec gázy. Do stredu gázy položte zrnká korenia, šalviu, nové korenie a pomarančovú kôru. Nadvihnite rohy gázy a bezpečne zaviažte čistou kuchynskou šnúrkou zo 100 % bavlny. Odložte bokom.

2. Odrežte tuk z jahňacieho pliecka; nakrájajte jahňacie na 1-palcové kúsky. V holandskej rúre zohrejte 3 lyžice olivového oleja na strednom ohni. Jahňacie mäso varte, ak je to potrebné, v dávkach na horúcom oleji, kým nezhnedne; vyberte z panvice a udržujte v teple. Pridajte cibuľu na panvicu; varte 5 až 8 minút alebo kým nezmäkne a jemne nezhnedne. Pridajte bouquet garni, neodkvapkané paradajky, 1¼ šálky vývaru z hovädzích kostí, víno a cesnak. Priveďte do varu; znížiť teplo. Dusíme prikryté 2 hodiny za občasného miešania. Odstráňte a zlikvidujte bouquet garni.

3. Medzitým na kašu vložte do veľkého hrnca zeler a paštrnák; zalejeme vodou. Priveďte do varu na stredne vysokej teplote; znížiť teplo na minimum. Prikryjeme a dusíme domäkka 30 až 40 minút, alebo kým zelenina po prepichnutí vidličkou nezmäkne. Vypustiť; vložte zeleninu do kuchynského robota. Pridajte zvyšnú ¼ šálky vývaru z hovädzích kostí a 2 polievkové lyžice oleja; pulzujte, kým nie je kaša takmer hladká, ale stále má nejakú textúru, raz alebo dvakrát zastavte, aby ste zoškrabali boky. Preneste kašu do misky. Vmiešame kešu smotanu, horčicu a pažítku.

4. Na podávanie rozdeľte kašu do štyroch misiek; navrch dáme Lamb Hot Pot.

JAHŇACÍ GULÁŠ SO ZELEROVO-KOREŇOVÝMI REZANCAMI

PRÍPRAVA:30 minút pečenia: 1 hodina 30 minút vyrobí: 6 porcií

KOREŇOVÝ ZELER ZABERÁ ÚPLNE INAKFORMOVAŤ V TOMTO GULÁŠI AKO V LAMB HOT POT (POZRIRECEPT). KRÁJAČ NA MANDOLÍNU SA POUŽÍVA NA VYTVÁRANIE VEĽMI TENKÝCH PRÚŽKOV KOREŇA SLADKEJ A ORIEŠKOVEJ CHUTI. „REZANCE" DUSÍME V GULÁŠI, KÝM NEZMÄKNÚ.

2 čajové lyžičky citrónovo-bylinkového korenia (viďrecept)

1½ libry duseného jahňacieho mäsa, nakrájaného na 1-palcové kocky

2 lyžice olivového oleja

2 šálky nakrájanej cibule

1 šálka nakrájanej mrkvy

1 šálka repy nakrájanej na kocky

1 lyžica mletého cesnaku (6 strúčikov)

2 polievkové lyžice paradajkového pretlaku bez pridania soli

½ šálky suchého červeného vína

4 šálky vývaru z hovädzích kostí (viďrecept) alebo hovädzí vývar bez pridania soli

1 bobkový list

2 šálky 1-palcovej kocky maslovej tekvice

1 šálka baklažánu nakrájaného na kocky

1 libra zelerového koreňa, ošúpaného

Nasekaná čerstvá petržlenová vňať

1. Predhrejte rúru na 250 °F. Jahňacie mäso rovnomerne posypte citrónovo-bylinkovým korením. Jemne premiešajte, aby sa srsť. Zohrejte 6- až 8-litrovú holandskú rúru na stredne vysokú teplotu. Pridajte 1 polievkovú lyžicu olivového oleja a polovicu ochuteného jahňacieho mäsa do holandskej rúry. Opečte mäso zo

všetkých strán na horúcom oleji; opečené mäso preložíme na tanier a zopakujeme so zvyšným jahňacím mäsom a olivovým olejom. Znížte teplo na stredné.

2. Pridajte cibuľu, mrkvu a repu do hrnca. Zeleninu varte a miešajte 4 minúty; pridajte cesnak a paradajkový pretlak a varte ešte 1 minútu. Do hrnca pridajte červené víno, vývar z hovädzích kostí, bobkový list a odložené mäso a všetky nahromadené šťavy. Zmes priveďte do varu. Holandskú rúru prikryte a vložte do predhriatej rúry. Pečieme 1 hodinu. Vmiešame maslovú tekvicu a baklažán. Vráťte do rúry a pečte ďalších 30 minút.

3. Kým je dusené mäso v rúre, použite mandolínu na veľmi tenké plátky zeleru. Plátky koreňového zeleru nakrájajte na pásiky široké ½ palca. (Mali by ste mať asi 4 šálky.) Do dusenia zamiešajte prúžky zeleru. Varte asi 10 minút alebo do mäkka. Pred podávaním guláša vyberte a zlikvidujte bobkový list. Každú porciu posypeme nasekanou petržlenovou vňaťou.

FRANCÚZSKE JAHŇACIE KOTLETY S GRANÁTOVO-DATLOVÝM CHUTNEY

PRÍPRAVA:10 minút varenie: 18 minút chladenie: 10 minút vyrobí: 4 porcie

VÝRAZ „FRANCÚZSKY" SA VZŤAHUJE NA REBROVÚ KOSŤZ KTORÉHO BOL OSTRÝM NOŽOM ODSTRÁNENÝ TUK, MÄSO A SPOJIVOVÉ TKANIVO. VYTVÁRA ATRAKTÍVNU PREZENTÁCIU. POŽIADAJTE SVOJHO MÄSIARA, ABY TO UROBIL, ALEBO TO MÔŽETE UROBIŤ SAMI.

ČATNÍ

½ šálky nesladenej šťavy z granátového jablka

1 polievková lyžica čerstvej citrónovej šťavy

1 šalotka, ošúpaná a nakrájaná na tenké kolieska

1 lyžička najemno nastrúhanej pomarančovej kôry

⅓ šálky nasekaných datlí Medjool

¼ lyžičky mletej červenej papriky

¼ šálky granátového jablka arils*

1 lyžica olivového oleja

1 polievková lyžica nasekanej čerstvej talianskej (ploché) petržlenovej vňate

JAHŇACIE KOTLETKY

2 lyžice olivového oleja

8 francúzskych jahňacích kotletiek

1. Pre chutney zmiešajte v malej panvici šťavu z granátového jablka, citrónovú šťavu a šalotku. Priveďte do varu; znížiť teplo. Odkryté dusíme 2 minúty. Pridáme pomarančovú kôru, datle a drvenú červenú papriku. Necháme odstáť do vychladnutia, asi 10 minút. Vmiešajte granátové jablko, 1 lyžicu olivového oleja a petržlenovú vňať. Odložte pri izbovej teplote až do času podávania.

2. Na kotlety zohrejte vo veľkej panvici 2 lyžice olivového oleja na strednom ohni. Pracujte v dávkach, pridajte kotlety na panvicu a varte 6 až 8 minút na stredne riedke (145 °F), raz otočte. Top kotlety s chutney.

*Poznámka: Čerstvé granátové jablká a ich semená alebo semená sú k dispozícii od októbra do februára. Ak ich nenájdete, použite nesladené sušené semienka, ktorými chutney dodáte chrumkavosť.

CHIMICHURRI JAHŇACIE KOTLETY S RESTOVANOU ČAKANKOU

PRÍPRAVA:30 minút marinovať: 20 minút variť: 20 minút vyrobí: 4 porcie

V ARGENTÍNE JE CHIMICHURRI NAJOBĽÚBENEJŠÍM KORENÍMSPREVÁDZAJÚCI ZNÁMY GRILOVANÝ STEAK V ŠTÝLE GAUCHO V TEJTO KRAJINE. EXISTUJE VEĽA VARIÁCIÍ, ALE HUSTÁ BYLINKOVÁ OMÁČKA SA ZVYČAJNE SKLADÁ Z PETRŽLENU, KORIANDRA ALEBO OREGANA, ŠALOTKY A / ALEBO CESNAKU, DRVENEJ ČERVENEJ PAPRIKY, OLIVOVÉHO OLEJA A ČERVENÉHO VÍNNEHO OCTU. JE SKVELÝ NA GRILOVANOM STEAKU, ALE ROVNAKO SKVELÝ NA PEČENÝCH ALEBO PEČENÝCH JAHŇACÍCH KOTLETÁCH, KURACOM A BRAVČOVOM MÄSE.

8 kotlet z jahňacieho chrbta, nakrájaných na hrúbku 1 palca

½ šálky omáčky Chimichurri (pozrirecept)

2 lyžice olivového oleja

1 sladká cibuľa, rozpolená a nakrájaná

1 lyžička rascových semienok, drvených*

1 strúčik cesnaku, mletý

1 hlava čakanky, zbavená jadier a nakrájaná na tenké stužky

1 lyžica balzamikového octu

1. Jahňacie kotlety vložte do extra veľkej misy. Pokvapkajte 2 polievkovými lyžicami omáčky Chimichurri. Pomocou prstov potrieme omáčku po celej ploche každej kotlety. Kotlety necháme 20 minút marinovať pri izbovej teplote.

2. Medzitým na restované čakanky zohrejte na extra veľkej panvici 1 polievkovú lyžicu olivového oleja. Pridajte cibuľu, rascu a cesnak; varte 6 až 7 minút alebo kým cibuľa nezmäkne, za častého miešania. Pridajte radicchio;

varte 1 až 2 minúty alebo kým čakanka len mierne nezvädne. Presuňte zápražku do veľkej misy. Pridajte balzamikový ocot a dobre premiešajte, aby sa spojil. Prikryte a udržujte v teple.

3. Vytrite panvicu. Pridajte zvyšnú 1 polievkovú lyžicu olivového oleja na panvicu a zohrejte na stredne vysokú teplotu. Pridajte jahňacie kotlety; znížiť teplo na stredné. Varte 9 až 11 minút alebo do požadovanej pripravenosti, pričom kotlety občas otočte kliešťami.

4. Kotlety podávajte so slaným šalátom a zvyšnou omáčkou Chimichurri.

*Poznámka: Na rozdrvenie semien rasce použite treciu misku a paličku – alebo semená položte na dosku a rozdrvte ich kuchárskym nožom.

JAHŇACIE KOTLETY S ANCHO-ŠALVIOU A MRKVOVO-BATÁTOVOU REMULÁDOU

PRÍPRAVA:12 minút chlad: 1 až 2 hodiny grilovanie: 6 minút množstvo: 4 porcie

EXISTUJÚ TRI DRUHY JAHŇACÍCH KOTLETIEK.HRUBÉ A MÄSITÉ KOTLETY Z CHRBTA VYZERAJÚ AKO MALÉ STEAKY Z T-BONE. REBROVÉ KOTLETY, KTORÉ SA TU VOLAJÚ, SA VYRÁBAJÚ KRÁJANÍM MEDZI KOSŤAMI JAHŇACIEHO ROŠTU. SÚ VEĽMI JEMNÉ A NA BOKU MAJÚ DLHÚ ATRAKTÍVNU KOSŤ. ČASTO SA PODÁVAJÚ OPEČENÉ NA PANVICI ALEBO GRILOVANÉ. CENOVO VÝHODNÉ KOTLETY Z PLECA SÚ O NIEČO MASTNEJŠIE A MENEJ JEMNÉ AKO OSTATNÉ DVA DRUHY. NAJLEPŠIE SÚ OPEČENÉ A POTOM DUSENÉ VO VÍNE, VÝVARE A PARADAJKÁCH – ALEBO V NEJAKEJ ICH KOMBINÁCII.

3 stredné mrkvy, nahrubo nastrúhané

2 malé sladké zemiaky, nakrájané* alebo nahrubo nastrúhané

½ šálky Paleo Mayo (pozrirecept)

2 lyžice čerstvej citrónovej šťavy

2 čajové lyžičky horčice dijonského štýlu (pozrirecept)

2 lyžice nasekanej čerstvej petržlenovej vňate

½ lyžičky čierneho korenia

8 jahňacích kotletiek, nakrájaných na hrúbku ½ až ¾ palca

2 polievkové lyžice nakrájanej čerstvej šalvie alebo 2 čajové lyžičky sušenej šalvie, rozdrvenej

2 čajové lyžičky mletej ancho čili papričky

½ lyžičky cesnakového prášku

1. Na remuládu zmiešajte v strednej miske mrkvu a sladké zemiaky. V malej miske zmiešajte Paleo Mayo, citrónovú šťavu, dijonskú horčicu, petržlenovú vňať a čierne

korenie. Nalejte mrkvu a sladké zemiaky; hodiť do kabáta. Prikryte a chladte 1 až 2 hodiny.

2. Medzitým v malej miske zmiešajte šalviu, ancho čili a cesnakový prášok. Zmesou korenia potrieme jahňacie kotlety.

3. Pri grile na drevené uhlie alebo plynovom grile položte jahňacie kotlety na grilovací rošt priamo na strednom ohni. Prikryte a grilujte 6 až 8 minút pre stredne riedky (145 °F) alebo 10 až 12 minút pre stredný (150 °F), v polovici grilovania raz otočte.

4. Jahňacie kotlety podávame s remuládou.

*Poznámka: Na krájanie sladkých zemiakov použite mandolínu s nástavcom julienne.

JAHŇACIE KOTLETY SO ŠALOTKOU, MÄTOU A OREGANOM

PRÍPRAVA:20 minút marinovanie: 1 až 24 hodín pečenie: 40 minút grilovanie: 12 minút množstvo: 4 porcie

ROVNAKO AKO U VÄČŠINY MARINOVANÝCH DRUHOV MÄSA,ČÍM DLHŠIE NECHÁTE JAHŇACIE KOTLETY PRED VARENÍM POTIERAŤ BYLINKAMI, TÝM BUDÚ CHUTNEJŠIE. Z TOHTO PRAVIDLA EXISTUJE VÝNIMKA, A TO VTEDY, KEĎ POUŽÍVATE MARINÁDU, KTORÁ OBSAHUJE VYSOKO KYSLÉ ZLOŽKY, AKO JE CITRUSOVÁ ŠŤAVA, OCOT A VÍNO. AK NECHÁTE MÄSO ODLEŽAŤ V KYSLEJ MARINÁDE PRÍLIŠ DLHO, ZAČNE SA ROZPADÁVAŤ A STÁVA SA KAŠOVITÝM.

JAHŇACIE

2 lyžice nadrobno nakrájanej šalotky

2 polievkové lyžice jemne nasekanej čerstvej mäty

2 polievkové lyžice jemne nasekaného čerstvého oregana

5 lyžičiek stredomorského korenia (pozrirecept)

4 lyžice olivového oleja

2 strúčiky cesnaku, mleté

8 jahňacích kotletiek, nakrájaných na hrúbku asi 1 palec

ŠALÁT

¾ libry mladej repy, orezanej

1 lyžica olivového oleja

¼ šálky čerstvej citrónovej šťavy

¼ šálky olivového oleja

1 polievková lyžica nadrobno nakrájanej šalotky

1 lyžička horčice dijonského typu (pozrirecept)

6 šálok zmiešanej zeleniny

4 lyžičky nasekanej pažítky

1. Pre jahňacinu zmiešajte v malej miske 2 polievkové lyžice šalotky, mäty, oregana, 4 čajové lyžičky stredomorského korenia a 4 čajové lyžičky olivového oleja. Jahňacie kotlety posypte trením zo všetkých strán; votrite prstami. Umiestnite kotlety na tanier; prikryte plastovou fóliou a dajte do chladničky aspoň na 1 hodinu alebo až na 24 hodín marinovať.

2. Na šalát predhrejte rúru na 400°F. Dobre drhnite repu; nakrájame na plátky. Vložte do 2-litrovej zapekacej misy. Pokvapkáme 1 lyžicou olivového oleja. Misku prikryte fóliou. Pečte asi 40 minút alebo kým repa nezmäkne. Úplne vychladnúť. (Cviklu je možné upiecť až 2 dni vopred.)

3. V nádobe so skrutkovacím uzáverom zmiešajte citrónovú šťavu, ¼ šálky olivového oleja, 1 polievkovú lyžicu šalotky, dijonskú horčicu a zvyšnú 1 čajovú lyžičku stredomorského korenia. Prikryte a dobre pretrepte. V šalátovej miske kombinujte repu a zeleninu; hodiť s trochou vinaigrette.

4. Pri grile na drevené uhlie alebo plynovom grile položte kotlety na vymastený grilovací rošt priamo na strednom ohni. Prikryjeme a grilujeme na požadovanú teplotu, pričom v polovici grilovania raz otočíme. Nechajte 12 až 14 minút pre medium rare (145 °F) alebo 15 až 17 minút pre medium (160 °F).

5. Na servírovanie položte 2 jahňacie kotlety a trochu šalátu na každý zo štyroch servírovacích tanierov. Posypeme pažítkou. Prejdite zostávajúci vinaigrette.

JAHŇACIE HAMBURGERY PLNENÉ V ZÁHRADE S COULIS Z ČERVENEJ PAPRIKY

PRÍPRAVA:20 minút odstátie: 15 minút grilovanie: 27 minút množstvo: 4 porcie

COULIS NIE JE NIČ INÉ AKO JEDNODUCHÁ HLADKÁ OMÁČKAVYROBENÉ Z PYRÉ Z OVOCIA ALEBO ZELENINY. SVETLÁ A KRÁSNA OMÁČKA Z ČERVENEJ PAPRIKY PRE TIETO JAHŇACIE HAMBURGERY DOSTANE DVOJITÚ DÁVKU DYMU – Z GRILOVANIA A Z ÚDENEJ PAPRIKY.

ČERVENÁ PAPRIKA COULIS

1 veľká červená sladká paprika

1 polievková lyžica suchého bieleho vína alebo bieleho vínneho octu

1 lyžička olivového oleja

½ lyžičky údenej papriky

BURGERY

¼ šálky nakrájaných nesírených sušených paradajok

¼ šálky strúhanej cukety

1 polievková lyžica nakrájanej čerstvej bazalky

2 lyžice olivového oleja

½ lyžičky čierneho korenia

1½ libry mletého jahňacieho mäsa

1 vaječný bielok, zľahka vyšľahaný

1 polievková lyžica stredomorského korenia (pozrirecept)

1. Pre coulis s červenou paprikou položte červenú papriku na grilovací rošt priamo na strednú teplotu. Prikryte a grilujte 15 až 20 minút, alebo kým nezuhoľnie a nebude veľmi mäkká, pričom papriku každých 5 minút otočte, aby sa zuhoľnila z každej strany. Odstráňte z grilu a ihneď

vložte do papierového vrecka alebo fólie, aby sa paprika úplne uzavrela. Nechajte postáť 15 minút alebo kým nevychladne dostatočne na manipuláciu. Ostrým nožom jemne stiahnite šupky a vyhoďte. Korenie pozdĺžne rozštvrtíme a odstránime stonky, semená a blany. V kuchynskom robote zmiešame pečenú papriku, víno, olivový olej a údenú papriku. Prikryjeme a spracujeme alebo rozmixujeme do hladka.

2. Medzitým na plnku dáme do misky sušené paradajky a zalejeme vriacou vodou. Nechajte stáť 5 minút; vypustiť. Paradajky a nastrúhanú cuketu osušíme papierovými utierkami. V malej miske zmiešajte paradajky, cuketu, bazalku, olivový olej a ¼ lyžičky čierneho korenia; odložiť.

3. Vo veľkej mise zmiešajte mleté jahňacie mäso, vaječný bielok, zvyšnú ¼ lyžičky čierneho korenia a stredomorské korenie; dobre premiešame. Mäsovú zmes rozdeľte na osem rovnakých častí a z každej vytvarujte placku hrubú ¼ palca. Lyžičkou naneste plnku na štyri karbonátky; navrch položte zvyšné karbonátky a pritlačte okraje, aby sa zatvorila náplň.

4. Umiestnite karbonátky na grilovací rošt priamo na strednú teplotu. Zakryte a grilujte 12 až 14 minút alebo kým nie sú hotové (160 °F), pričom v polovici grilovania raz otočte.

5. Na servírovanie položte hamburgery s coulis z červenej papriky.

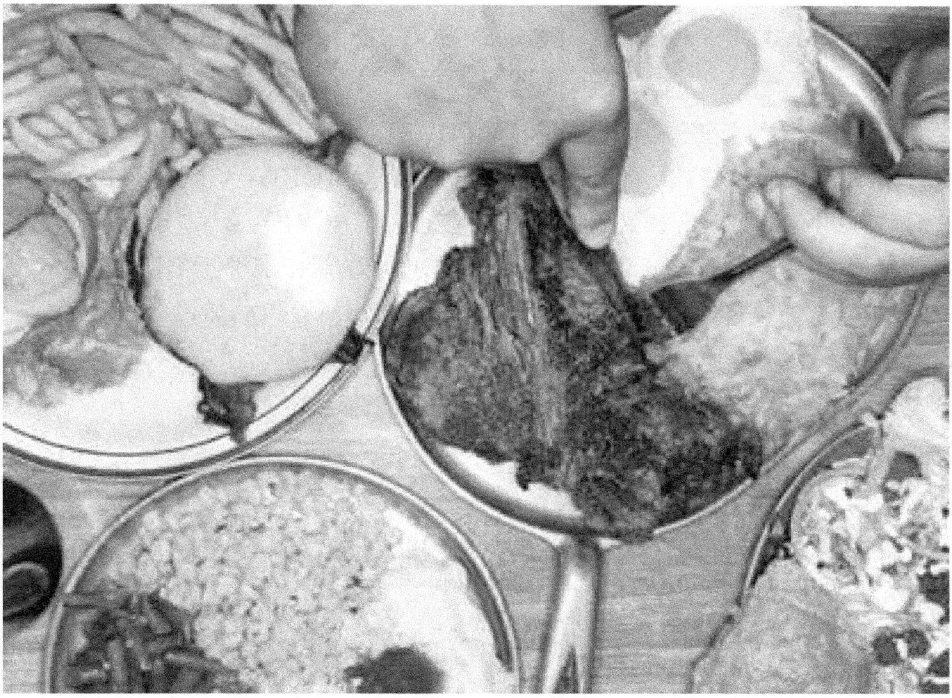

DVOJITÉ OREGANOVÉ JAHŇACIE KABOBY S OMÁČKOU TZATZIKI

NAMOČIŤ:30 minút príprava: 20 minút chladenie: 30 minút grilovanie: 8 minút množstvo: 4 porcie

TIETO JAHŇACIE KABOBY SÚ V PODSTATEČO JE V STREDOMORÍ A NA STREDNOM VÝCHODE ZNÁME AKO KOFTA – OCHUTENÉ MLETÉ MÄSO (ZVYČAJNE JAHŇACIE ALEBO HOVÄDZIE MÄSO) SA TVARUJE DO GUĽÔČOK ALEBO OKOLO RAŽŇA A POTOM SA GRILUJE. ČERSTVÉ A SUŠENÉ OREGANO IM DODÁVA SKVELÚ GRÉCKU CHUŤ.

8 10-palcových drevených špajlí

JAHŇACIE KABOBY

1½ libry chudého mletého jahňacieho mäsa

1 malá cibuľa, nastrúhaná a vyžmýkaná nasucho

1 polievková lyžica nakrájaného čerstvého oregana

2 lyžičky sušeného oregana, drveného

1 lyžička čierneho korenia

TZATZIKI OMÁČKA

1 šálka Paleo Mayo (pozrirecept)

½ veľkej uhorky, zbavenej semienok, nastrúhanej a vyžmýkanej dosucha

2 lyžice čerstvej citrónovej šťavy

1 strúčik cesnaku, mletý

1. Špízy namočte na 30 minút do dostatočného množstva vody, aby boli zakryté.

2. Pre jahňacie kaboby zmiešajte vo veľkej miske mleté jahňacie mäso, cibuľu, čerstvé a sušené oregano a korenie; dobre premiešame. Jahňaciu zmes rozdeľte na osem rovnakých častí. Každú časť vytvarujte okolo polovice

špajle, čím vytvoríte poleno s rozmermi 5 × 1 palca. Prikryte a nechajte vychladnúť aspoň 30 minút.

3. Medzitým na omáčku Tzatziki zmiešajte v malej miske Paleo Mayo, uhorku, citrónovú šťavu a cesnak. Prikryte a nechajte vychladnúť až do podávania.

4. Pri grile na drevené uhlie alebo plynovom grile položte jahňacie mäso na grilovací rošt priamo na strednom ohni. Prikryte a grilujte asi 8 minút na strednom stupni (160 °F), pričom v polovici grilovania raz otočte.

5. Jahňacie kaboby podávajte s omáčkou Tzatziki.

PEČENÉ KURA SO ŠAFRÁNOM A CITRÓNOM

PRÍPRAVA:15 minút chladenie: 8 hodín pečenie: 1 hodina 15 minút státie: 10 minút množstvo: 4 porcie

ŠAFRAN SÚ SUŠENÉ TYČINKYDRUHU KROKUSOVÉHO KVETU. JE TO DRAHE, ALE TROCHU DALEKO. TOMUTO PECENEMU KURCATU S CHRUMKAVOU KOZOU DODAVA JEHO ZEMITU, VÝRAZNU CHUT A NADHERNÝ ZLTÝ ODTIEN.

1 4- až 5-librové celé kura

3 lyžice olivového oleja

6 strúčikov cesnaku, rozdrvených a olúpaných

1½ lyžice jemne nastrúhanej citrónovej kôry

1 lyžica čerstvého tymiánu

1½ lyžičky mletého čierneho korenia

½ lyžičky šafranových nití

2 bobkové listy

1 citrón, nakrájaný na štvrtiny

1. Odstráňte krk a droby z kuracieho mäsa; zlikvidujte alebo uložte na iné použitie. Opláchnite dutinu kuracieho tela; osušte papierovými utierkami. Z kuracieho mäsa odrežte prebytočnú kožu alebo tuk.

2. V kuchynskom robote zmiešajte olivový olej, cesnak, citrónovú kôru, tymian, korenie a šafran. Spracujte, aby ste vytvorili hladkú pastu.

3. Pomocou prstov rozotrite pastu na vonkajší povrch kurčaťa a vnútornú dutinu. Presuňte kurča do veľkej misy; prikryte a dajte do chladničky aspoň na 8 hodín alebo cez noc.

4. Predhrejte rúru na 425 °F. Vložte štvrtky citróna a bobkové listy do kuracej dutiny. Nohy zviažte kuchynskou šnúrkou zo 100% bavlny. Zastrčte krídla pod kura. Vložte teplomer na mäso do vnútornej strany stehenného svalu bez toho, aby ste sa dotkli kosti. Položte kurča na stojan vo veľkej pekáči.

5. Restujeme 15 minút. Znížte teplotu rúry na 375 ° F. Opekajte ešte asi 1 hodinu, alebo kým šťava nebude čistá a teplomer nezaznamená 175 °F. Stanové kurča s fóliou. Pred vyrezávaním nechajte 10 minút odstáť.

ŠPICATE KURCA S JICAMA SLAW

PRIPRAVA:40 minút grilovanie: 1 hodina 5 minút odstátie: 10 minút množstvo: 4 porcie

„SPATCHCOCK" JE STARÝ KUCHARSKY VÝRAZKTORA SA NEDAVNO OPÄT ZACALA POUZIVAT NA OPIS PROCESU ROZDELENIA MALEHO VTAKA – AKO JE KURA ALEBO SLIEPKA – PO CHRBTE A JEHO NASLEDNE OTVORENIE A SPLOSTENIE AKO KNIHA, ABY SA UVARIL RÝCHLEJSIE A ROVNOMERNEJSIE. JE TO PODOBNE AKO MOTÝL, ALE VZTAHUJE SA LEN NA HYDINU.

KURA

1 poblano chile

1 polievková lyžica nadrobno nakrájanej šalotky

3 strúčiky cesnaku, mleté

1 lyžička jemne nastrúhanej citrónovej kôry

1 lyžička jemne nastrúhanej limetkovej kôry

1 lyžička údeného korenia (viď recept)

½ lyžičky sušeného oregana, drveného

½ lyžičky mletého kmínu

1 lyžica olivového oleja

1 3 až 3 ½ libry celé kura

SLAW

½ strednej jicamy, ošúpanej a nakrájanej na pásiky julienne (asi 3 šálky)

½ šálky na tenké plátky nakrájanej cibule (4)

1 jablko Granny Smith, olúpané, zbavené jadrovníkov a nakrájané na pásiky julienne

⅓ šálky nasekaného čerstvého koriandra

3 lyžice čerstvej pomarančovej šťavy

3 lyžice olivového oleja

1 lyžička citrónovo-bylinkového korenia (viď recept)

1. Pri grile na drevené uhlie položte stredne horúce uhlie na jednu stranu grilu. Pod prázdnu stranu grilu umiestnite

odkvapkávaciu panvicu. Umiestnite poblano na grilovací rošt priamo na stredné uhlie. Zakryte a grilujte 15 minút alebo kým poblano nie je zo všetkých strán zuhoľnatené, za občasného otáčania. Poblano ihneď zabaľte do fólie; necháme 10 minút postáť. Otvorte fóliu a rozrežte poblano pozdĺžne na polovicu; odstráňte stonky a semená (pozritip). Pomocou ostrého noža jemne zlúpnite kožu a odstráňte ju. Poblano nakrájame nadrobno. (Pri plynovom grile predhrejte gril; znížte teplotu na strednú úroveň. Nastavte na nepriame varenie. Grilujte ako je uvedené vyššie na zapnutom horáku.)

2. Na potretie zmiešajte v malej miske poblano, šalotku, cesnak, citrónovú kôru, limetkovú kôru, údené korenie, oregano a rascu. Miešajte olej; dobre premiešajte, aby vznikla pasta.

3. Ak chcete sliepku, odstráňte z kurčaťa krk a droby (odložte na iné použitie). Kuracie mäso položte prsiami nadol na reznú dosku. Pomocou kuchynských nožníc urobte pozdĺžny rez na jednej strane chrbtice, začínajúc od konca krku. Opakujte pozdĺžny rez na opačnú stranu chrbtice. Odstráňte a zlikvidujte chrbticu. Kuracie mäso otočte kožou nahor. Zatlačte medzi prsia, aby ste zlomili prsnú kosť, aby kurča ležalo naplocho.

4. Začnite od krku na jednej strane pŕs, vsuňte prsty medzi kožu a mäso, pričom pri pohybe smerom k stehnu kožu uvoľníte. Uvoľnite kožu okolo stehna. Opakujte na druhej strane. Prsty rozotrite po mäse pod kožou kurčaťa.

5. Kuracie mäso položte prsiami nadol na grilovací rošt nad odkvapkávacou panvicou. Hmotnosť s dvoma tehlami

zabalenými do fólie alebo veľkou liatinovou panvicou. Prikryjeme a grilujeme 30 minút. Otočte kurča kosťou nadol na stojan a znova ho zaväžte tehlami alebo panvicou. Grilujte prikryté ešte asi 30 minút, alebo kým kurča prestane byť ružové (175 °F v stehennom svale). Odstráňte kurča z grilu; necháme 10 minút postáť. (Pri plynovom grile položte kurča na grilovací rošt mimo dosahu tepla. Grilujte ako je uvedené vyššie.)

6. Medzitým, na zápražku, vo veľkej mise kombinujte jicamu, cibuľovú cibuľku, jablko a koriandr. V malej miske vyšľaháme pomarančový džús, olej a citrónovo-bylinkové korenie. Nalejte zmes jicama a premiešajte, aby sa obalila. Kuracie mäso podávajte so zápražkou.

PECENE KURACIE ZADNE STVRTINY S VODKOU, MRKVOU A PARADAJKOVOU OMACKOU

PRÍPRAVA:15 minút varenie: 15 minút pečenie: 30 minút množstvo: 4 porcie

VODKA MÔŽE BYŤ VYROBENÁ Z NIEKOĽKÝCHRÔZNE POTRAVINY VRÁTANE ZEMIAKOV, KUKURICE, RAŽE, PŠENICE A JAČMEŇA – DOKONCA AJ HROZNO. HOCI V TEJTO OMÁČKE NIE JE VEĽA VODKY, KEĎ JU ROZDELÍTE NA ŠTYRI PORCIE, HĽADAJTE VOKDU VYROBENÚ ZO ZEMIAKOV ALEBO HROZNA, ABY VYHOVOVALA PALEO.

3 lyžice olivového oleja

4 kuracie zadné štvrtky alebo mäsité kuracie kúsky, zbavené kože

1 28-uncová plechovka slivkových paradajok bez pridania soli, scedené

½ šálky jemne nakrájanej cibule

½ šálky jemne nakrájanej mrkvy

3 strúčiky cesnaku, mleté

1 čajová lyžička stredomorského korenia (pozrirecept)

⅛ lyžičky kajenského korenia

1 vetvička čerstvého rozmarínu

2 lyžice vodky

1 polievková lyžica nasekanej čerstvej bazalky (voliteľné)

1. Predhrejte rúru na 375 °F. V extra veľkej panvici zohrejte 2 polievkové lyžice oleja na stredne vysokú teplotu. Pridajte kuracie mäso; varte asi 12 minút alebo kým nezhnedne, rovnomerne zhnedne. Vložte panvicu do predhriatej rúry. Restujeme odokryté 20 minút.

2. Medzitým na omáčku pomocou kuchynských nožníc nakrájajte paradajky. V strednom hrnci zohrejte zvyšnú 1

lyžicu oleja na strednom ohni. Pridajte cibuľu, mrkvu a cesnak; varte 3 minúty alebo do mäkka za častého miešania. Vmiešajte nakrájané paradajky, stredomorské korenie, kajenské korenie a vetvičku rozmarínu. Priveďte do varu na stredne vysokej teplote; znížiť teplo. Odkryté dusíme 10 minút za občasného miešania. Vmiešajte vodku; varte ešte 1 minútu; odstráňte a zlikvidujte vetvičku rozmarínu.

3. Na panvici nalejte omáčku na kuracie mäso. Vráťte panvicu do rúry. Pečte prikryté ešte asi 10 minút alebo kým kura nie je mäkké a už nie je ružové (175 °F). Ak chcete, posypte bazalkou.

POULET RÔTI A RUTABAGA FRITES

PRÍPRAVA:40 minút pečenie: 40 minút vyrobí: 4 porcie

CHRUMKAVÉ HRANOLKY RUTABAGA SÚ VYNIKAJÚCEPODÁVANÉ S PEČENÝM KURACÍM MÄSOM A ŠŤAVOU Z VARENIA – ROVNAKO CHUTNÉ SÚ VŠAK AJ SAMOTNÉ A PODÁVANÉ S PALEO KEČUPOM (POZRIRECEPT) ALEBO PODÁVANÉ NA BELGICKÝ SPÔSOB S PALEO AÏOLI (CESNAKOVÁ MAJONÉZA, VIĎRECEPT).

6 lyžíc olivového oleja

1 polievková lyžica stredomorského korenia (pozrirecept)

4 vykostené kuracie stehná, zbavené kože (celkovo asi 1 ¼ libry)

4 kuracie paličky, zbavené kože (celkom asi 1 libra)

1 šálka suchého bieleho vína

1 šálka vývaru z kuracích kostí (pozrirecept) alebo kurací vývar bez pridania soli

1 malá cibuľa, nakrájaná na štvrtiny

Olivový olej

1½ až 2 libry rutabagas

2 polievkové lyžice nasekanej čerstvej pažítky

Čierne korenie

1. Predhrejte rúru na 400 °F. V malej miske zmiešajte 1 polievkovú lyžicu olivového oleja a stredomorské korenie; natrieme na kuracie kúsky. Na mimoriadne veľkej panvici zohrejte 2 polievkové lyžice oleja. Pridajte kuracie kúsky mäsitými stranami nadol. Varte odkryté asi 5 minút alebo do zhnednutia. Odstráňte panvicu z tepla. Kuracie kúsky otočte opečenými stranami nahor. Pridajte víno, vývar z kuracích kostí a cibuľu.

2. Vložte panvicu do rúry na stredný rošt. Odkryté pečieme 10 minút.

3. Medzitým na hranolky zľahka potrieme veľký plech na pečenie olivovým olejom; odložiť. Ošúpte rutabagy. Pomocou ostrého noža nakrájajte rutabagas na ½-palcové plátky. Plátky nakrájajte pozdĺžne na ½-palcové prúžky. Vo veľkej miske premiešajte prúžky rutabagy so zvyšnými 3 lyžicami oleja. Rozložte prúžky rutabaga v jednej vrstve na pripravený plech na pečenie; vložte do rúry na horný rošt. Pečieme 15 minút; otočte hranolky. Pečieme kura ďalších 10 minút alebo kým už nebude ružové (175 °F). Vyberte kurča z rúry. Pečieme hranolky 5 až 10 minút alebo kým nezhnednú a nezmäknú.

4. Odstráňte kuracie mäso a cibuľu z panvice, šťavu si nechajte. Kuracie mäso a cibuľu prikryte, aby zostali teplé. Šťavy priveďte do varu na strednom ohni; znížiť teplo. Dusíme odkryté ešte asi 5 minút alebo kým sa šťava mierne nezredukuje.

5. Na servírovanie posypeme hranolčekmi pažítkou a dochutíme korením. Kuracie mäso podávajte so šťavou z varenia a hranolkami.

COQ AU VIN S TROMI HUBAMI A PAŽÍTKOVOU KAŠOU RUTABAGAS

PRÍPRAVA:15 minút varenie: 1 hodina 15 minút robí: 4 až 6 porcií

AK JE V MISKE NEJAKÁ KRUPICAPO NAMOČENÍ SUŠENÝCH HÚB — A JE PRAVDEPODOBNÉ, ŽE AJ BUDÚ — PRECEĎTE TEKUTINU CEZ DVAKRÁT HRUBÚ GÁZU NASADENÚ V SITKU S JEMNÝMI OKAMI.

1 unca sušených ošípaných alebo smržových húb

1 šálka vriacej vody

2 až 2½ libry kuracích stehien a paličiek, zbavených kože

Čierne korenie

2 lyžice olivového oleja

2 stredné póry, pozdĺžne rozpolené, opláchnuté a nakrájané na tenké plátky

2 šampiňóny portobello, nakrájané na plátky

8 uncí čerstvých húb ustricových, odstopkovaných a nakrájaných na plátky, alebo nakrájaných čerstvých húb

¼ šálky paradajkového pretlaku bez pridania soli

1 lyžička sušeného majoránu, drveného

½ lyžičky sušeného tymiánu, drveného

½ šálky suchého červeného vína

6 šálok vývaru z kuracích kostí (pozrirecept) alebo kurací vývar bez pridania soli

2 bobkové listy

2 až 2½ libry rutabagas, olúpané a nasekané

2 polievkové lyžice nasekanej čerstvej pažítky

½ lyžičky čierneho korenia

Nasekaný čerstvý tymián (voliteľné)

1. V malej miske skombinujte hríby a vriacu vodu; necháme 15 minút postáť. Odstráňte huby a ponechajte si namáčaciu tekutinu. Nakrájajte huby. Šampiňóny a namáčaciu tekutinu odložíme bokom.

2. Kuracie mäso posypeme korením. V extra veľkej panvici s tesne priliehajúcim vekom zohrejte 1 polievkovú lyžicu olivového oleja na stredne vysokú teplotu. Kuracie kúsky varte v dvoch dávkach na horúcom oleji asi 15 minút do zhnednutia a raz otočte. Odstráňte kurča z panvice. Vmiešame pór, šampiňóny portobello a hlivu. Varte 4 až 5 minút alebo len dovtedy, kým huby nezačnú hnednúť, za občasného miešania. Vmiešajte paradajkový pretlak, majoránku a tymian; varíme a miešame 1 minútu. Vmiešajte víno; varíme a miešame 1 minútu. Vmiešajte 3 šálky vývaru z kuracích kostí, bobkové listy, ½ šálky odloženej tekutiny na namáčanie húb a rehydratované nakrájané huby. Vráťte kurča na panvicu. Priveďte do varu; znížiť teplo. Dusíme prikryté asi 45 minút, alebo kým kura nezmäkne, pričom kura v polovici varenia raz otočíme.

3. Medzitým vo veľkej panvici zmiešajte rutabagy a zvyšné 3 šálky vývaru. Ak je to potrebné, pridajte vodu, aby ste zakryli rutabagy. Priveďte do varu; znížiť teplo. Za občasného miešania dusíme odkryté 25 až 30 minút alebo kým rutabagy nezmäknú. Vypustite rutabagas, rezervujte tekutinu. Vráťte rutabagas do hrnca. Pridajte zvyšnú 1 lyžicu olivového oleja, pažítku a ½ lyžičky korenia. Pomocou drviča na zemiaky roztlačte zmes rutabaga a podľa potreby pridajte tekutinu na varenie, aby ste dosiahli požadovanú konzistenciu.

4. Odstráňte bobkové listy z kuracieho mäsa; zahodiť. Podávajte kuracie mäso a omáčku na rozmačkaných rutabagas. Ak chcete, posypte čerstvým tymianom.

PEACH-BRANDY-GLAZED PALIČKY

PRÍPRAVA:30 minút grilovanie: 40 minút množstvo: 4 porcie

TIETO KURACIE STEHNÁ SÚ DOKONALÉS CHRUMKAVOU ZÁPRAŽKOU A PIKANTNÝMI BATÁTOVÝMI HRANOLKAMI Z RECEPTU NA TUNISKÉ BRAVČOVÉ PLIECKO POTIERANÉ KORENÍM (VIĎ.RECEPT). SÚ TU ZOBRAZENÉ S CHRUMKAVOU KAPUSTOVOU KAPUSTOU S REĎKOVKAMI, MANGOM A MÄTOU (POZRIRECEPT).

BROSKYŇOVO-BRANDOVÁ GLAZÚRA

1 lyžica olivového oleja

½ šálky nakrájanej cibule

2 čerstvé stredné broskyne, rozpolené, vykôstkované a nakrájané

2 lyžice brandy

1 šálka BBQ omáčky (viďrecept)

8 kuracích paličiek (celkom 2 až 2½ libry), podľa potreby olúpaných

1. Na glazúru zohrejte v strednom hrnci olivový olej na strednom ohni. Pridajte cibuľu; varte asi 5 minút alebo do mäkka, občas premiešajte. Pridajte broskyne. Zakryte a za občasného miešania varte 4 až 6 minút alebo kým broskyne nezmäknú. Pridajte brandy; varíme odokryté 2 minúty za občasného miešania. Mierne vychladnúť. Preneste zmes broskýň do mixéra alebo kuchynského robota. Prikryjeme a rozmixujeme alebo spracujeme do hladka. Pridajte BBQ omáčku. Prikryjeme a rozmixujeme alebo spracujeme do hladka. Vráťte omáčku do hrnca. Varte na miernom ohni, kým sa neprehreje. Preneste ¾ šálky omáčky do malej misky na potretie kura. Zvyšnú

omáčku udržiavajte teplú na podávanie s grilovaným kuracím mäsom.

2. Pri grile na drevené uhlie poukladajte stredne horúce uhlíky okolo odkvapkávacej misky. Otestujte strednú teplotu nad odkvapkávacou nádobou. Kuracie paličky položte na grilovací rošt na odkvapkávaciu panvicu. Prikryte a grilujte 40 až 50 minút, alebo kým kurča prestane byť ružové (175 °F), v polovici grilovania ho otočte a na posledných 5 až 10 minút grilovania potrite ¾ šálky Broskyňovo-brandovej glazúry. (Pri plynovom grile predhrejte gril. Znížte teplotu na strednú teplotu. Nastavte teplotu na nepriame pečenie. Pridajte kuracie stehná na grilovací rošt, ktorý nie je príliš horúci. Prikryte a grilujte podľa pokynov.)

MARINOVANÉ KURA V ČILE S MANGOVO-MELÓNOVÝM ŠALÁTOM

PRÍPRAVA:40 minút chladenie/marinovanie: 2 až 4 hodiny grilovanie: 50 minút množstvo: 6 až 8 porcií

ANCHO CHILE JE SUŠENÉ POBLANO—LESKLÝ, SÝTOZELENÝ ČILI S INTENZÍVNE SVIEŽOU CHUŤOU. ANCHO CHILLI MAJÚ MIERNE OVOCNÚ CHUŤ S NÁDYCHOM SLIVKY ALEBO HROZIENOK A LEN S NÁDYCHOM HORKOSTI. CHILES V NOVOM MEXIKU MÔŽU BYŤ MIERNE HORÚCE. SÚ TO TMAVOČERVENÉ ČILI, KTORÉ VIDÍTE ZHLUKOVANÉ A VISIACE V RISTRASÁCH - FAREBNÝCH USPORIADANIACH SUŠENÝCH ČILI - V ČASTIACH JUHOZÁPADU.

KURA

2 sušené čili papričky z Nového Mexika

2 sušené ancho čili

1 šálka vriacej vody

3 lyžice olivového oleja

1 veľká sladká cibuľa, ošúpaná a nakrájaná na hrubé plátky

4 rímske paradajky bez jadrovníka

1 lyžica mletého cesnaku (6 strúčikov)

2 lyžičky mletého kmínu

1 lyžička sušeného oregana, drveného

16 kuracích paličiek

ŠALÁT

2 šálky melónu nakrájaného na kocky

2 šálky medovky nakrájanej na kocky

2 šálky manga nakrájaného na kocky

¼ šálky čerstvej limetkovej šťavy

1 lyžička čili prášku

½ lyžičky mletého kmínu

¼ šálky nasekaného čerstvého koriandra

1. V prípade kuracieho mäsa odstráňte stonky a semená zo sušeného Nového Mexika a ancho čili. Zohrejte veľkú panvicu na strednom ohni. Chilli opekajte na panvici 1 až 2 minúty alebo kým nebudú voňavé a jemne opečené. Vložte opečené čili do malej misky; pridajte vriacu vodu do misky. Nechajte stáť aspoň 10 minút alebo kým nie je pripravený na použitie.

2. Predhrejte brojler. Vyložte plech na pečenie fóliou; 1 polievkovú lyžicu olivového oleja potrieme fóliou. Na panvicu položte plátky cibule a paradajky. Grilujte asi 4 palce z tepla 6 až 8 minút alebo kým nezmäkne a nezuhoľnie. Vypustite chilli papričky, vodu si odložte.

3. Na marinádu kombinujte v mixéri alebo kuchynskom robote čili, cibuľu, paradajky, cesnak, rascu a oregano. Zakryte a rozmixujte alebo spracujte do hladka, pričom podľa potreby pridajte odloženú vodu, aby ste dosiahli požadovanú konzistenciu.

4. Vložte kurča do veľkého uzatvárateľného plastového vrecka umiestneného v plytkej nádobe. Nalejte kurča vo vrecku marinádou a otočte vrecko, aby sa rovnomerne obalilo. Marinujte v chladničke 2 až 4 hodiny, občas vrecko otočte.

5. Na šalát zmiešajte v extra veľkej miske melón, medovku, mango, limetkovú šťavu, zvyšné 2 lyžice olivového oleja, čili prášok, rascu a koriandr. Hodiť do kabáta. Prikryte a chladte 1 až 4 hodiny.

6. Pri grile na drevené uhlie poukladajte stredne horúce uhlíky okolo odkvapkávacej misky. Otestujte strednú teplotu nad

panvicou. Kuracie mäso sceďte, marinádu si nechajte. Položte kurča na grilovací rošt nad odkvapkávaciu panvicu. Kuracie mäso hojne potrieme trochou odloženej marinády (prebytočnú marinádu vyhoďte). Prikryte a grilujte 50 minút, alebo kým kurča prestane byť ružové (175 °F), v polovici grilovania ho otočte. (Pri plynovom grile predhrejte gril. Znížte teplotu na strednú úroveň. Nastavte na nepriame pečenie. Pokračujte podľa pokynov a položte kurča na vypnutý horák.) Kuracie paličky podávajte so šalátom.

KURACIE STEHNÁ V ŠTÝLE TANDOORI S UHORKOU RAITA

PRÍPRAVA:20 minút marinovanie: 2 až 24 hodín grilovanie: 25 minút množstvo: 4 porcie

RAITA SA VYRÁBA Z KEŠUSMOTANA, CITRÓNOVÁ ŠŤAVA, MÄTA, KORIANDER A UHORKA. POSKYTUJE CHLADIVÝ PROTIPÓL K HORÚCEMU A PIKANTNÉMU KURA.

KURA

1 cibuľa, nakrájaná na tenké kolieska

1 2-palcový kúsok čerstvého zázvoru, olúpaný a nakrájaný na štvrtiny

4 strúčiky cesnaku

3 lyžice olivového oleja

2 lyžice čerstvej citrónovej šťavy

1 lyžička mletého kmínu

1 lyžička mletej kurkumy

½ lyžičky mletého nového korenia

½ lyžičky mletej škorice

½ lyžičky čierneho korenia

¼ lyžičky kajenského korenia

8 kuracích paličiek

UHORKA RAITA

1 šálka kešu krému (viďrecept)

1 polievková lyžica čerstvej citrónovej šťavy

1 polievková lyžica nasekanej čerstvej mäty

1 polievková lyžica nasekaného čerstvého koriandra

½ lyžičky mletého kmínu

⅛ lyžičky čierneho korenia

1 stredná uhorka, olúpaná, zbavená semienok a nakrájaná na kocky (1 šálka)

Kliny citróna

1. V mixéri alebo kuchynskom robote zmiešajte cibuľu, zázvor, cesnak, olivový olej, citrónovú šťavu, rascu, kurkumu, nové korenie, škoricu, čierne korenie a kajenské korenie. Prikryjeme a rozmixujeme alebo spracujeme do hladka.

2. Špičkou noža prepichnite každú paličku štyri až päťkrát. Umiestnite paličky do veľkého uzatvárateľného plastového vrecka vloženého do veľkej misy. Pridajte cibuľovú zmes; obrátiť sa na kabát. Marinujte v chladničke 2 až 24 hodín, občas vrecko otočte.

3. Predhrejte brojler. Odstráňte kuracie mäso z marinády. Pomocou papierových utierok utrite prebytočnú marinádu z paličiek. Umiestnite paličky na rošt nevyhrievanej panvice na brojlery alebo na plech vystlaný fóliou. Grilujte 6 až 8 palcov od zdroja tepla 15 minút. Otočte paličky; grilujte asi 10 minút, alebo kým kurča už nie je ružové (175 °F).

4. Pre raitu zmiešajte v strednej miske kešu smotanu, citrónovú šťavu, mätu, koriander, rascu a čierne korenie. Jemne vmiešame uhorku.

5. Kuracie mäso podávajte s raitou a kolieskami citróna.

KURACÍ GULÁŠ NA KARI S KOREŇOVOU ZELENINOU, ŠPARGĽOU A ZELENÝM JABLKOM A MÄTOU

PRÍPRAVA:30 minút varenie: 35 minút odstátie: 5 minút vyrobí: 4 porcie

2 lyžice rafinovaného kokosového oleja alebo olivového oleja

2 libry vykostených kuracích pŕs, podľa želania olúpané

1 šálka nakrájanej cibule

2 lyžice strúhaného čerstvého zázvoru

2 lyžice mletého cesnaku

2 polievkové lyžice kari bez soli

2 polievkové lyžice mletého jalapeña so semienkami (pozritip)

4 šálky vývaru z kuracích kostí (pozrirecept) alebo kurací vývar bez pridania soli

2 stredné sladké zemiaky (asi 1 libra), olúpané a nakrájané

2 stredné repy (asi 6 uncí), ošúpané a nasekané

1 šálka nasekaných paradajok nakrájaných na kocky

8 uncí špargle, orezané a nakrájané na 1-palcové dĺžky

1 13,5-uncová plechovka prírodného kokosového mlieka (napríklad Nature's Way)

½ šálky nasekaného čerstvého koriandra

Jablkovo-mätová pochúťka (pozrirecept, nižšie)

Limetkové kliny

1. V 6-litrovej holandskej rúre zohrejte olej na stredne vysokú teplotu. Kuracie mäso orestujte v dávkach v horúcom oleji, rovnomerne zhnedne, asi 10 minút. Preneste kurča na tanier; odložiť.

2. Zmeňte teplo na stredné. Do hrnca pridajte cibuľu, zázvor, cesnak, kari a jalapeňo. Varte a miešajte 5 minút alebo kým cibuľa nezmäkne. Vmiešajte vývar z kuracích kostí, sladké zemiaky, repu a paradajky. Kuracie kúsky vráťte do hrnca tak, aby bolo kura ponorené v čo najväčšom množstve tekutiny. Znížte teplo na stredne nízke.

Prikryjeme a dusíme 30 minút, alebo kým kura už nie je ružové a zelenina mäkká. Vmiešame špargľu, kokosové mlieko a koriandr. Odstráňte z tepla. Nechajte 5 minút postáť. V prípade potreby nakrájajte kurča z kostí, aby ste ich rovnomerne rozdelili do servírovacích misiek. Podávame s jablkovo-mätovým Relish a kolieskami limetky.

Jablkovo-mätové dochutenie: V kuchynskom robote nasekajte ½ šálky nesladených kokosových vločiek, až kým nezmäknú. Pridajte 1 šálku čerstvých listov koriandra a pary; 1 šálka čerstvých listov mäty; 1 jablko Granny Smith zbavené jadierok a nakrájané; 2 čajové lyžičky mletého jalapeňa so semienkami (pozritip); a 1 lyžicu čerstvej limetkovej šťavy. Pulzujte, kým nie je jemne nasekaný.

GRILOVANÝ KURACÍ ŠALÁT PAILLARD S MALINAMI, CVIKLOU A PRAŽENÝMI MANDĽAMI

PRÍPRAVA:30 minút pečenie: 45 minút marinovanie: 15 minút grilovanie: 8 minút množstvo: 4 porcie

½ šálky celých mandlí

1½ lyžičky olivového oleja

1 stredná červená repa

1 stredne zlatá repa

2 polovičky kuracích pŕs 6 až 8 uncí bez kosti a kože

2 šálky čerstvých alebo mrazených malín, rozmrazených

3 lyžice bieleho alebo červeného vínneho octu

2 lyžice nasekaného čerstvého estragónu

1 lyžica mletej šalotky

1 lyžička horčice dijonského typu (pozrirecept)

¼ šálky olivového oleja

Čierne korenie

8 šálok jarnej zmesi šalátov

1. Pre mandle predhrejte rúru na 400°F. Mandle rozložte na malý plech a posypte ½ lyžičky olivového oleja. Pečieme asi 5 minút alebo kým nebude voňavé a zlaté. Necháme vychladnúť. (Mandle sa môžu opekať 2 dni vopred a skladovať vo vzduchotesnej nádobe.)

2. V prípade repy položte každú repu na malý kúsok fólie a každú pokvapkajte ½ lyžičky olivového oleja. Cviklu voľne omotajte alobalom a uložte na plech alebo do zapekacej misy. Cviklu pečte v rúre vyhriatej na 400 °F 40 až 50 minút alebo do mäkka, keď ju prepichnete nožom. Vyberte z rúry a nechajte odstáť, kým nevychladne dostatočne na manipuláciu. Pomocou noža odstráňte

kožu. Repu nakrájame na kolieska a odložíme bokom. (Cviklu spolu nemiešajte, aby červená repa nezafarbila zlatistú repu. Cviklu môžete upiecť 1 deň vopred a vychladiť. Pred podávaním nechajte vychladnúť.)

3. Pri kura rozrežte každé kuracie prsia vodorovne na polovicu. Každý kus kurčaťa umiestnite medzi dva kusy plastového obalu. Pomocou paličky na mäso jemne rozdrvte na hrúbku asi ¾ palca. Kuracie mäso vložte do plytkej misky a odložte.

4. Na vinaigrette vo veľkej mise zľahka rozdrvte ¾ šálky malín metličkou (zvyšné maliny si nechajte na šalát). Pridajte ocot, estragón, šalotku a horčicu na dijonský spôsob; metličkou premiešať. Pridajte ¼ šálky olivového oleja tenkým prúdom a šľahajte, aby sa dobre premiešal. Nalejte ½ šálky vinaigrette na kurča; otočte kurča na obal (zvyšný vinaigrette si nechajte na šalát). Kuracie mäso marinujte pri izbovej teplote 15 minút. Odstráňte kurča z marinády a posypte korením; zlikvidujte zvyšnú marinádu v miske.

5. Pri grile na drevené uhlie alebo plynovom grile položte kurča na grilovací rošt priamo na strednom ohni. Prikryte a grilujte 8 až 10 minút, alebo kým kurča prestane byť ružové, v polovici grilovania raz otočte. (Kura môže byť tiež varené na varnej panvici na grile.)

6. Vo veľkej mise kombinujte šalát, cviklu a zvyšnú 1¼ šálky malín. Nalejte rezervovaný vinaigrette na šalát; jemne prehodiť na kabát. Rozdeľte šalát medzi štyri servírovacie taniere; každý navrch dáme grilované kuracie prsia.

Opražené mandle nasekáme nahrubo a všetko posypeme. Ihneď podávajte.

KURACIE PRSIA PLNENÉ BROKOLICOU RABE S OMÁČKOU Z ČERSTVÝCH PARADAJOK A CAESAR ŠALÁTOM

PRÍPRAVA:40 minút varenie: 25 minút vyrobí: 6 porcií

3 lyžice olivového oleja

2 lyžičky mletého cesnaku

¼ lyžičky mletej červenej papriky

1 libra brokolice raab, orezaná a nakrájaná

½ šálky nesírených zlatých hrozienok

½ šálky vody

4 polovičky kuracích pŕs s hmotnosťou 5 až 6 uncí bez kože a kostí

1 šálka nakrájanej cibule

3 šálky nakrájaných paradajok

¼ šálky nasekanej čerstvej bazalky

2 lyžice červeného vínneho octu

3 lyžice čerstvej citrónovej šťavy

2 polievkové lyžice Paleo Mayo (pozrirecept)

2 čajové lyžičky horčice dijonského štýlu (pozrirecept)

1 lyžička mletého cesnaku

½ lyžičky čierneho korenia

¼ šálky olivového oleja

10 šálok nasekaného rímskeho šalátu

1. Vo veľkej panvici zohrejte 1 polievkovú lyžicu olivového oleja na stredne vysokú teplotu. Pridajte cesnak a drvenú červenú papriku; varte a miešajte 30 sekúnd alebo kým nezavonia. Pridajte nasekanú brokolicu, hrozienka a ½ šálky vody. Prikryte a varte asi 8 minút, alebo kým brokolica raab nezvädne a nezmäkne. Odstráňte veko z panvice; prebytočnú vodu nechajte odpariť. Odložte bokom.

2. Na rolády každé kuracie prsia pozdĺžne rozpolíme; každý kus umiestnite medzi dva kusy plastového obalu. Pomocou plochej strany paličky na mäso zľahka naklepte kurča na hrúbku asi ¼ palca. Na každú roládu položte asi ¼ šálky brokolicovej raabovej zmesi na jeden z krátkych koncov; zrolujte a po stranách prehnite, aby sa náplň úplne uzavrela. (Rolády môžu byť pripravené až 1 deň vopred a vychladené, kým nebudú pripravené na varenie.)

3. Vo veľkej panvici zohrejte 1 polievkovú lyžicu olivového oleja na stredne vysokú teplotu. Pridajte rolády, spojte strany nadol. Varte asi 8 minút alebo do zhnednutia zo všetkých strán, pričom počas varenia dvakrát alebo trikrát otočte. Rolády preložíme na tanier.

4. Na omáčku zohrejte na panvici 1 polievkovú lyžicu zvyšného olivového oleja na strednom ohni. Pridajte cibuľu; varte asi 5 minút alebo kým nie sú priehľadné. Vmiešame paradajky a bazalku. Na omáčku v panvici položte rolády. Priveďte do varu na stredne vysokej teplote; znížiť teplo. Prikryjeme a dusíme asi 5 minút, alebo kým sa paradajky nezačnú lámať, ale stále si zachovajú svoj tvar a rolády sa neprehrejú.

5. Na dresing v malej miske rozšľahajte citrónovú šťavu, Paleo Mayo, Dijonskú horčicu, cesnak a čierne korenie. Nalejte ¼ šálky olivového oleja a šľahajte, kým sa nezmení emulzia. Vo veľkej mise premiešajte dresing s nasekanou rímskou rascou. Na servírovanie rozdeľte rímsku rascu na šesť servírovacích tanierov. Nakrájajte rolády a poukladajte na rímsku; pokvapkáme paradajkovou omáčkou.

GRILOVANÉ KURACIE SHAWARMA WRAPY S PIKANTNOU ZELENINOU A PÍNIOVÝM DRESINGOM

PRÍPRAVA:20 minút marinovanie: 30 minút grilovanie: 10 minút výroba: 8 zábalov (4 porcie)

1 ½ libry bez kože, vykostené polovice kuracích pŕs, nakrájané na 2-palcové kúsky

5 lyžíc olivového oleja

2 lyžice čerstvej citrónovej šťavy

1¾ lyžičky mletého kmínu

1 lyžička mletého cesnaku

1 lyžička papriky

½ lyžičky kari

½ lyžičky mletej škorice

¼ lyžičky kajenského korenia

1 stredná cuketa, rozpolená

1 malý baklažán nakrájaný na ½-palcové plátky

1 veľká žltá sladká paprika rozpolená a zbavená semienok

1 stredne veľká červená cibuľa, nakrájaná na štvrtiny

8 cherry paradajok

8 veľkých listov maslového šalátu

Dressing z pražených píniových orieškov (pozrirecept)

Kliny citróna

1. Na marinádu zmiešajte v malej miske 3 polievkové lyžice olivového oleja, citrónovú šťavu, 1 čajovú lyžičku rasce, cesnak, ½ čajovej lyžičky papriky, kari, ¼ čajovej lyžičky škorice a kajenského korenia. Kuracie kúsky vložte do veľkého uzatvárateľného plastového vrecka v plytkej miske. Kurča polejeme marinádou. Tesniace vrecko; obrátiť tašku na kabát. Marinujte v chladničke 30 minút, občas vrecko otočte.

2. Odstráňte kurča z marinády; zlikvidujte marinádu. Kurča navlečte na štyri dlhé špajle.

3. Na plech položte cuketu, baklažán, sladkú papriku a cibuľu. Pokvapkáme 2 lyžicami olivového oleja. Posypte zvyšnými ¾ lyžičky rasce, zvyšnou ½ lyžičky papriky a zvyšnou ¼ lyžičky škorice; zľahka potrieme zeleninou. Paradajky navlečte na dve špajle.

3. Pri grile na drevené uhlie alebo plynovom grile položte kuracie a paradajkové kaboby a zeleninu na grilovací rošt na strednom ohni. Prikryte a grilujte, kým kurča už nie je ružové a zelenina jemne pripálená a chrumkavá, raz otočte. Nechajte 10 až 12 minút pre kuracie mäso, 8 až 10 minút pre zeleninu a 4 minúty pre paradajky.

4. Odstráňte kurča zo špíz. Nakrájajte kuracie mäso a nakrájajte cuketu, baklažán a sladkú papriku na kúsky. Paradajky vyberte zo špíz (nesekajte). Kuracie mäso a zeleninu poukladajte na tanier. Na servírovanie vložte lyžičkou časť kuracieho mäsa a zeleniny do hlávkového šalátu; pokvapkáme dresingom z pražených píniových orieškov. Podávame s kolieskami citróna.

KURACIE PRSIA PEČENÉ V RÚRE SO ŠAMPIŇÓNMI, KARFIOLOM ROZTLAČENÝM NA CESNAKU A PEČENOU ŠPARGĽOU

OD ZAČIATKU DO KONCA:50 minút vyrobí: 4 porcie

4 polovičky kuracích pŕs s hmotnosťou 10 až 12 uncí, zbavené kože

3 šálky malých bielych húb

1 šálka na tenké plátky nakrájaného póru alebo žltej cibule

2 šálky vývaru z kuracích kostí (pozrirecept) alebo kurací vývar bez pridania soli

1 šálka suchého bieleho vína

1 veľký zväzok čerstvého tymiánu

Čierne korenie

Biely vínny ocot (voliteľné)

1 hlavička karfiolu, rozdelená na ružičky

12 strúčikov cesnaku, olúpaných

2 lyžice olivového oleja

Biele alebo kajenské korenie

1 libra špargle, orezaná

2 lyžice olivového oleja

1. Predhrejte rúru na 400 °F. Kuracie prsia poukladajte do 3-litrovej obdĺžnikovej zapekacej misky; navrch dáme huby a pór. Kuracie mäso a zeleninu zalejeme vývarom z kuracích kostí a vínom. Všetko posypte tymiánom a posypte čiernym korením. Misku prikryte fóliou.

2. Pečte 35 až 40 minút alebo kým teplomer s okamžitým odčítaním vložený do kurčaťa nezaznamená 170 °F. Odstráňte a zlikvidujte vetvičky tymiánu. Ak chcete, pred podávaním dochuťte tekutinu na dusenie kvapkou octu.

2. Medzitým vo veľkom hrnci uvarte karfiol a cesnak v dostatočnom množstve vriacej vody, aby boli prikryté asi 10 minút alebo kým nebudú úplne mäkké. Karfiol a cesnak sceďte, pričom si nechajte 2 polievkové lyžice tekutiny na varenie. Do kuchynského robota alebo veľkej mixovacej nádoby vložte karfiol a odloženú tekutinu na varenie. Spracujte do hladka* alebo roztlačte mačkadlom na zemiaky; vmiešame 2 lyžice olivového oleja a dochutíme bielym korením. Uchovávajte v teple, kým nebude pripravený na podávanie.

3. Špargľu poukladáme v jednej vrstve na plech. Pokvapkáme 2 lyžičkami olivového oleja a premiešame, aby sa obalil. Posypeme čiernym korením. Pečte v rúre vyhriatej na 400 °F asi 8 minút alebo do chrumkava, raz premiešajte.

4. Roztlačený karfiol rozdeľte na šesť servírovacích tanierov. Navrch dáme kura, šampiňóny a pór. Pokvapkajte trochou dusenej tekutiny; podávame s pečenou špargľou.

*Poznámka: Ak používate kuchynský robot, dávajte pozor, aby ste karfiol príliš nespracovali.

SLEPAČIA POLIEVKA NA THAJSKÝ SPÔSOB

PRÍPRAVA:30 minút mrazenie: 20 minút varenie: 50 minút robí: 4 až 6 porcií

TAMARIND JE PIŽMOVÉ, KYSLÉ OVOCIEPOUŽÍVA SA V INDICKEJ, THAJSKEJ A MEXICKEJ KUCHYNI. MNOHO KOMERČNE PRIPRAVENÝCH TAMARINDOVÝCH PÁST OBSAHUJE CUKOR – UISTITE SA, ŽE SI KÚPITE TAKÝ, KTORÝ HO NEOBSAHUJE. LISTY KAFÍROVEJ LIMETKY MOŽNO NÁJSŤ ČERSTVÉ, MRAZENÉ A SUŠENÉ NA VÄČŠINE ÁZIJSKÝCH TRHOV. AK ICH NEMÔŽETE NÁJSŤ, NAHRAĎTE V TOMTO RECEPTE LISTY 1½ LYŽIČKY JEMNE NASTRÚHANEJ LIMETKOVEJ KÔRY.

2 stonky citrónovej trávy, orezané

2 lyžice nerafinovaného kokosového oleja

½ šálky na tenké plátky nakrájanej cibuľky

3 veľké strúčiky cesnaku, nakrájané na tenké plátky

8 šálok vývaru z kuracích kostí (pozrirecept) alebo kurací vývar bez pridania soli

¼ šálky tamarindovej pasty bez pridaného cukru (napríklad značky Tamicon)

2 polievkové lyžice nori vločiek

3 čerstvé thajské chilli papričky nakrájané na tenké plátky s neporušenými semienkami (pozritip)

3 listy kafírovej limetky

1 3-palcový kúsok zázvoru, nakrájaný na tenké plátky

4 6-uncové polovice kuracích pŕs bez kože a kostí

1 14,5-uncová konzerva bez pridania soli pečená na kocky nakrájaná paradajka, neodkvapkaná

6 uncí tenkých špargľových špargli, orezaných a nakrájaných na tenké plátky diagonálne na ½-palcové kúsky

½ šálky balených listov thajskej bazalky (pozriPoznámka)

1. Pevným tlakom chrbtom noža rozdrvíme stonky citrónovej trávy. Nasekáme nadrobno pomliaždené stonky.

2. V holandskej rúre zohrejte kokosový olej na strednom ohni. Pridajte citrónovú trávu a cibuľku; varíme 8 až 10 minút za častého miešania. Pridajte cesnak; varte a miešajte 2 až 3 minúty alebo kým nebude veľmi voňavá.

3. Pridajte vývar z kuracích kostí, tamarindovú pastu, vločky nori, čili, limetkové listy a zázvor. Priveďte do varu; znížiť teplo. Prikryjeme a dusíme 40 minút.

4. Medzitým zmrazte kurča na 20 až 30 minút, alebo kým nebude pevné. Kuracie mäso nakrájajte na tenké plátky.

5. Preceďte polievku cez jemné sito do veľkého hrnca, stlačte zadnou stranou veľkej lyžice, aby sa extrahovala chuť. Pevné látky zlikvidujte. Polievku priveďte do varu. Vmiešajte kurča, neodkvapkané paradajky, špargľu a bazalku. Znížte teplo; dusíme odokryté 2 až 3 minúty alebo kým nie je kura upečené. Ihneď podávajte.

PEČENÉ KURA S CITRÓNOM A ŠALVIOU S ENDIVIE

PRÍPRAVA:15 minút pečenie: 55 minút odstátie: 5 minút množstvo: 4 porcie

PLÁTKY CITRÓNA A LIST ŠALVIEVLOŽENÉ POD KOŽU KURČAŤA OCHUTNAJTE MÄSO POČAS PEČENIA - A PO VYTIAHNUTÍ Z RÚRY VYTVORTE POD CHRUMKAVOU, NEPRIEHĽADNOU KOŽOU PÚTAVÝ DIZAJN.

4 vykostené polovice kuracích pŕs (s kožou)

1 citrón, nakrájaný na veľmi tenké plátky

4 veľké listy šalvie

2 lyžice olivového oleja

2 čajové lyžičky stredomorského korenia (pozrirecept)

½ lyžičky čierneho korenia

2 lyžice extra panenského olivového oleja

2 šalotky, nakrájané na plátky

2 strúčiky cesnaku, mleté

4 hlavičky, pozdĺžne rozpolené

1. Predhrejte rúru na 400 °F. Pomocou noža veľmi opatrne uvoľnite kožu z každej polovice pŕs a nechajte ju prichytenú na jednej strane. Na mäso z každého prsníka položte 2 plátky citróna a 1 list šalvie. Jemne vytiahnite kožu späť na miesto a jemným zatlačením ju zaistite.

2. Kuracie mäso položte na plytký pekáč. Kuracie mäso potrite 2 lyžičkami olivového oleja; posypeme stredomorským korením a ¼ lyžičky korenia. Pečte odkryté asi 55 minút, alebo kým koža nezhnedne a nebude chrumkavá, a teplomer s okamžitým odčítaním vložený do kurčiat

nezaznamená 170 °F. Pred podávaním nechajte kurča 10 minút postáť.

3. Medzitým na veľkej panvici zohrejte 2 lyžice olivového oleja na strednom ohni. Pridajte šalotku; varte asi 2 minúty alebo kým nie sú priehľadné. Posypte endiviu zvyšnou ¼ lyžičky korenia. Pridajte cesnak na panvicu. Umiestnite čakanku na panvicu rezom nadol. Varte asi 5 minút alebo do zhnednutia. Opatrne otočte endivia; varte ešte 2 až 3 minúty alebo do mäkka. Podávame s kuracím mäsom.

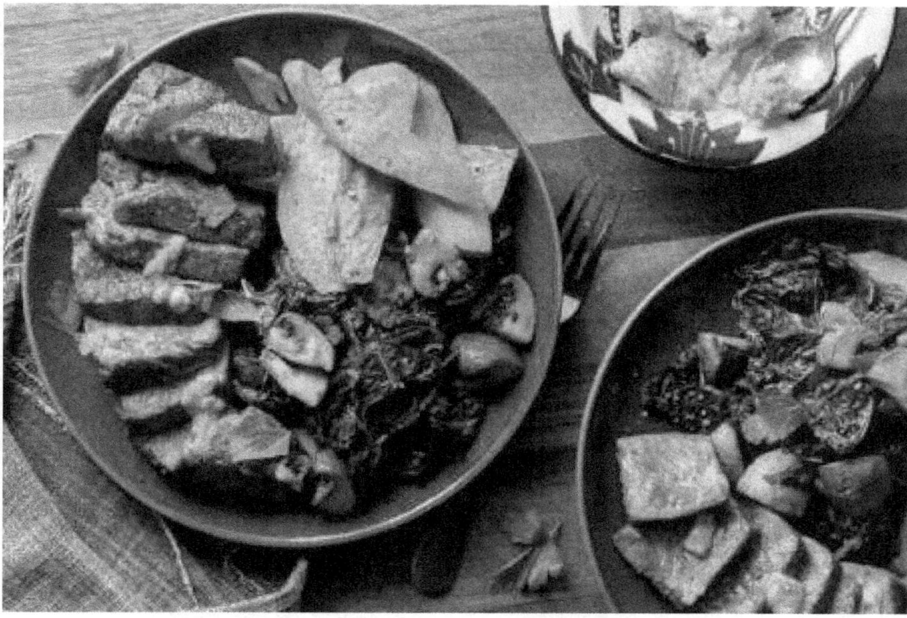

KURACIE MÄSO S CIBUĽKOU, ŽERUCHOU A REĎKOVKAMI

PRÍPRAVA:20 minút varenie: 8 minút pečenie: 30 minút výroba: 4 porcie

HOCI VARIŤ REĎKOVKY MÔŽE ZNIEŤ ZVLÁŠTNE,SÚ TU SOTVA UVARENÉ — LEN TOĽKO, ABY ZJEMNILI ICH PIKANTNÉ SÚSTO A TROCHU ICH ZJEMNILI.

3 lyžice olivového oleja

4 10- až 12-uncové vykostené polovice kuracích pŕs (s kožou)

1 polievková lyžica citrónovo-bylinkového korenia (viďrecept)

¾ šálky nakrájanej cibuľky

6 reďkoviek, nakrájaných na tenké plátky

¼ lyžičky čierneho korenia

½ šálky suchého bieleho vermútu alebo suchého bieleho vína

⅓ šálky kešu krému (pozrirecept)

1 zväzok žeruchy, stonky orezané, nahrubo nasekané

1 polievková lyžica nasekaného čerstvého kôpru

1. Predhrejte rúru na 350 °F. Vo veľkej panvici zohrejte olivový olej na stredne vysokú teplotu. Kurča osušíme papierovou utierkou. Kuracie mäso varte kožou nadol 4 až 5 minút alebo kým koža nie je zlatá a chrumkavá. Otočte kurča; varte asi 4 minúty alebo do zhnednutia. Kuracie mäso poukladáme kožou nahor do plytkej zapekacej misy. Kuracie mäso posypeme citrónovo-bylinkovým korením. Pečte asi 30 minút alebo kým teplomer s okamžitým odčítaním vložený do kurčaťa nezaznamená 170 °F.

2. Medzitým nalejte všetko okrem 1 polievkovej lyžice z panvice; vráťte panvicu na teplo. Pridajte cibuľku a reďkovky; varte asi 3 minúty alebo len kým cibuľka

nezvädne. Posypeme korením. Pridajte vermút, miešajte, aby ste zoškrabali zhnednuté kúsky. Priveďte do varu; varíme do zredukovania a mierneho zhustnutia. Vmiešajte kešu smotanu; priviesť do varu. Odstráňte panvicu z tepla; pridajte žeruchu a kôpor, jemne miešajte, kým žerucha nezvädne. Vmiešame prípadné kuracie šťavy, ktoré sa nahromadili v pekáči.

3. Rozdeľte zmes cibuľky medzi štyri servírovacie taniere; vrch s kuracím mäsom.

KURACIE TIKKA MASALA

PRÍPRAVA:30 minút marinovanie: 4 až 6 hodín varenie: 15 minút grilovanie: 8 minút množstvo: 4 porcie

TOTO BOLO INŠPIROVANÉ VEĽMI OBĽÚBENÝM INDICKÝM JEDLOMKTORÉ MOŽNO VÔBEC NEVZNIKLI V INDII, ALE SKÔR V INDICKEJ REŠTAURÁCII V SPOJENOM KRÁĽOVSTVE. TRADIČNÁ KURACIA TIKKA MASALA VYŽADUJE, ABY BOLO KURA MARINOVANÉ V JOGURTE A POTOM UVARENÉ V PIKANTNEJ PARADAJKOVEJ OMÁČKE POSTRIEKANEJ SMOTANOU. BEZ MLIEČNYCH VÝROBKOV, KTORÉ BY OSLABILI CHUŤ OMÁČKY, JE TÁTO VERZIA OBZVLÁŠŤ CHUTNÁ. NAMIESTO RYŽE SA PODÁVA NA CHRUMKAVÝCH CUKETOVÝCH REZANCOCH.

1 ½ libry kuracích stehien bez kože alebo vykostených polovičiek kuracích pŕs

¾ šálky prírodného kokosového mlieka (napríklad Nature's Way)

6 strúčikov cesnaku, mletého

1 lyžica strúhaného čerstvého zázvoru

1 lyžička mletého koriandra

1 lyžička papriky

1 lyžička mletého kmínu

¼ lyžičky mletého kardamónu

4 lyžice rafinovaného kokosového oleja

1 šálka nakrájanej mrkvy

1 na tenké plátky nakrájaný zeler

½ šálky nakrájanej cibule

2 čili papričky jalapeño alebo serrano, zbavené semienok (ak je to potrebné) a jemne nakrájané (pozritip)

1 14,5-uncová konzerva bez pridania soli pečená na kocky nakrájaná paradajka, neodkvapkaná

1 8-uncová paradajková omáčka bez pridania soli

1 lyžička garam masala bez pridania soli

3 stredné cukety

½ lyžičky čierneho korenia

Čerstvé lístky koriandra

1. Ak používate kuracie stehná, každé stehno rozrežte na tri kusy. Ak používate polovice kuracích pŕs, nakrájajte každú polovicu pŕs na 2-palcové kúsky a všetky hrubé časti rozrežte vodorovne na polovicu, aby boli tenšie. Vložte kurča do veľkého uzatvárateľného plastového vrecka; odložiť. Na marinádu zmiešajte v malej miske ½ šálky kokosového mlieka, cesnak, zázvor, koriander, papriku, rascu a kardamóm. Kuracie mäso vo vrecku polejeme marinádou. Uzatvorte vrecko a otočte kurča na obaľovanie. Vložte vrecko do strednej misky; marinujte v chladničke 4 až 6 hodín, pričom vrecko občas otočte.

2. Predhrejte brojler. Vo veľkej panvici zohrejte 2 polievkové lyžice kokosového oleja na strednom ohni. Pridajte mrkvu, zeler a cibuľu; varte 6 až 8 minút, alebo kým zelenina nezmäkne, za občasného miešania. Pridajte jalapeňos; varíme a miešame ešte 1 minútu. Pridáme nescedené paradajky a paradajkovú omáčku. Priveďte do varu; znížiť teplo. Dusíme odkryté asi 5 minút alebo kým omáčka mierne nezhustne.

3. Kuracie mäso sceďte, marinádu zlikvidujte. Kuracie kúsky položte v jednej vrstve na nevyhrievaný rošt na panvici na brojlery. Grilujte 5 až 6 palcov od tepla po dobu 8 až 10 minút, alebo kým kurča už nie je ružové, raz v polovici grilovania otočte. Pridajte uvarené kuracie kúsky a zvyšnú ¼ šálky kokosového mlieka do paradajkovej zmesi na panvici. Varte 1 až 2 minúty alebo kým sa neprehreje. Odstráňte z tepla; vmiešame garam masala.

4. Cuketu odrežte. Pomocou vykrajovača julienne nakrájajte cuketu na dlhé tenké pásiky. V extra veľkej panvici zohrejte zvyšné 2 lyžice kokosového oleja na stredne vysokej teplote. Pridáme pásiky cukety a čierne korenie. Varte a miešajte 2 až 3 minúty alebo kým nie je cuketa chrumkavá.
5. Pri podávaní rozdeľte cuketu na štyri servírovacie taniere. Navrch dáme kuraciu zmes. Ozdobte lístkami koriandra.

RAS EL HANOUT KURACIE STEHNÁ

PRÍPRAVA:20 minút varenie: 40 minút množstvo: 4 porcie

RAS EL HANOUT JE KOMPLEXA EXOTICKÁ MAROCKÁ ZMES KORENIA. TÁTO FRÁZA ZNAMENÁ V ARABČINE „VEDÚCI OBCHODU", ČO ZNAMENÁ, ŽE IDE O JEDINEČNÚ ZMES TOHO NAJLEPŠIEHO KORENIA, KTORÉ PREDAJCA KORENIA PONÚKA. NEEXISTUJE ŽIADNY STANOVENÝ RECEPT NA RAS EL HANOUT, ALE ČASTO OBSAHUJE NEJAKÚ ZMES ZÁZVORU, ANÍZU, ŠKORICE, MUŠKÁTOVÉHO ORIEŠKA, ZRNIEK KORENIA, KLINČEKOV, KARDAMÓNU, SUŠENÝCH KVETOV (NAPRÍKLAD LEVANDULE A RUŽE), NIGELLY, MUŠKÁTU, GALANGALU A KURKUMY.

1 lyžica mletého kmínu

2 lyžičky mletého zázvoru

1½ lyžičky čierneho korenia

1½ lyžičky mletej škorice

1 lyžička mletého koriandra

1 lyžička kajenského korenia

1 lyžička mletého nového korenia

½ lyžičky mletých klinčekov

¼ lyžičky mletého muškátového orieška

1 lyžička šafranových nití (voliteľné)

4 lyžice nerafinovaného kokosového oleja

8 vykostených kuracích stehien

1 8-uncový balíček čerstvých húb, nakrájaných na plátky

1 šálka nakrájanej cibule

1 šálka nakrájanej červenej, žltej alebo zelenej sladkej papriky (1 veľká)

4 rímske paradajky zbavené jadier, semien a nakrájané

4 strúčiky cesnaku, mleté

2 13,5-uncové plechovky prírodného kokosového mlieka (napríklad Nature's Way)

3 až 4 lyžice čerstvej limetkovej šťavy

¼ šálky jemne nasekaného čerstvého koriandra

1. Na ras el hanout zmiešajte v strednej mažiari alebo malej miske rascu, zázvor, čierne korenie, škoricu, koriander, kajenské korenie, nové korenie, klinčeky, muškátový oriešok a ak chcete, šafran. Rozdrvte paličkou alebo premiešajte lyžičkou, aby sa dobre premiešala. Odložte bokom.

2. V extra veľkej panvici zohrejte 2 polievkové lyžice kokosového oleja na strednom ohni. Kuracie stehná posypeme 1 polievkovou lyžicou ras el hanout. Pridajte kuracie mäso na panvicu; varte 5 až 6 minút alebo do zhnednutia a v polovici varenia raz otočte. Odstráňte kurča z panvice; udržovať v teple.

3. V tej istej panvici zohrejte zvyšné 2 lyžice kokosového oleja na strednom ohni. Pridajte huby, cibuľu, sladkú papriku, paradajky a cesnak. Varte a miešajte asi 5 minút alebo kým zelenina nezmäkne. Vmiešame kokosové mlieko, limetkovú šťavu a 1 polievkovú lyžicu ras el hanout. Vráťte kurča na panvicu. Priveďte do varu; znížiť teplo. Dusíme prikryté asi 30 minút alebo kým kurča nezmäkne (175 °F).

4. Podávajte kuracie mäso, zeleninu a omáčku v miskách. Ozdobte koriandrom.

Poznámka: Zvyšky Ras el Hanout skladujte v zakrytej nádobe až 1 mesiac.

HVIEZDNE OVOCIE ADOBO KURACIE STEHNA NAD DUSENÝM SPENATOM

PRIPRAVA:40 minút marinovať: 4 až 8 hodín varenie: 45 minút vyrobí: 4 porcie

AK JE TO POTREBNE, KURCA OSUSTEPAPIEROVOU UTIERKOU PO VYTIAHNUTI Z MARINADY PRED OPECENIM NA PANVICI. AKAKOLVEK TEKUTINA, KTORA ZOSTANE NA MÄSE, BUDE V HORUCOM OLEJI PRSKAT.

8 vykostených kuracích stehien (1½ až 2 libry), zbavených kože

¾ šálky bieleho alebo jablčného octu

¾ šálky čerstvej pomarančovej šťavy

½ šálky vody

¼ šálky nakrájanej cibule

¼ šálky nasekaného čerstvého koriandra

4 strúčiky cesnaku, mleté

½ lyžičky čierneho korenia

1 lyžica olivového oleja

1 hviezdičkové ovocie (karambola), nakrájané na plátky

1 šálka vývaru z kuracích kostí (pozrirecept) alebo kurací vývar bez pridania soli

2 9-uncové balíčky čerstvých špenátových listov

Čerstvé lístky koriandra (voliteľné)

1. Vložte kurča do nerezovej alebo smaltovanej holandskej rúry; odložiť. V strednej miske zmiešajte ocot, pomarančový džús, vodu, cibuľu, ¼ šálky nasekaného koriandra, cesnaku a korenia; naliať na kura. Zakryte a marinujte v chladničke 4 až 8 hodín.

2. Kuraciu zmes v holandskej rúre priveďte do varu na stredne vysokej teplote; znížiť teplo. Prikryte a dusíme 35 až 40 minút, alebo kým kura už nie je ružové (175 °F).

3. V extra veľkej panvici zohrejte olej na stredne vysokú teplotu. Pomocou klieští vyberte kurča z holandskej rúry a jemne zatraste, aby tekutina na varenie odkvapkala; rezervná tekutina na varenie. Opečte kurča zo všetkých strán, často ho obracajte, aby rovnomerne zhnedlo.

4. Medzitým na omáčku sceďte tekutinu na varenie; návrat do holandskej pece. Priveďte do varu. Varte asi 4 minúty, aby sa zredukovalo a mierne zhustlo; pridajte hviezdicové ovocie; varte ešte 1 minútu. Vráťte kurča do omáčky v holandskej rúre. Odstráňte z tepla; prikryte, aby ste zostali v teple.

5. Utrite panvicu. Nalejte vývar z kuracích kostí do panvice. Priveďte do varu na stredne vysokej teplote; vmiešame špenát. Znížte teplo; dusíme 1 až 2 minúty alebo kým špenát nezvädne za stáleho miešania. Pomocou dierovanej lyžice preneste špenát na servírovací tanier. Navrch dáme kuracie mäso a omáčku. Ak chcete, posypte listami koriandra.

KURACIE-POBLANO KAPUSTOVE TACOS S CHIPOTLE MAYO

PRIPRAVA:25 minút pečenie: 40 minút vyrobí: 4 porcie

PODAVAJTE TIETO CHAOTICKE, ALE CHUTNE TACOSVIDLICKOU NABERTE VSETKU PLNKU, KTORA NAHODOU VYPADNE Z KAPUSTNEHO LISTU, KED HO BUDETE JEST.

1 lyžica olivového oleja

2 poblano chilli papričky, nasekané (ak je to potrebné) a nasekané (viďtip)

½ šálky nakrájanej cibule

3 strúčiky cesnaku, mleté

1 polievková lyžica čili prášku bez soli

2 lyžičky mletého kmínu

½ lyžičky čierneho korenia

1 8-uncová paradajková omáčka bez pridania soli

¾ šálky vývaru z kuracích kostí (pozrirecept) alebo kurací vývar bez pridania soli

1 lyžička sušeného mexického oregana, drveného

1 až 1½ libry kuracích stehien bez kože a kostí

10 až 12 stredných až veľkých listov kapusty

Chipotle Paleo Mayo (pozrirecept)

1. Predhrejte rúru na 350 °F. Vo veľkej panvici odolnej voči rúre zohrejte olej na stredne vysokú teplotu. Pridajte poblano chilli, cibuľu a cesnak; varíme a miešame 2 minúty. Vmiešajte čili prášok, rascu a čierne korenie; varte a miešajte ešte 1 minútu (ak je to potrebné, znížte teplotu, aby sa korenie nepripálilo).

2. Pridajte paradajkovú omáčku, vývar z kuracích kostí a oregano na panvicu. Priveďte do varu. Kuracie stehná opatrne vložíme do paradajkovej zmesi. Panvicu prikryte

pokrievkou. Pečte asi 40 minút alebo kým kurča nie je mäkké (175 °F), pričom kura raz v polovici otočte.

3. Odstráňte kurča z panvice; mierne vychladnúť. Pomocou dvoch vidličiek nakrájajte kurča na kúsky veľkosti sústa. Nakrájané kuracie mäso vmiešame do paradajkovej zmesi na panvici.

4. Na servírovanie nalejte kuraciu zmes do kapustových listov; top s Chipotle Paleo Mayo.

KURACÍ GULÁŠ S BABY MRKVOU A BOK CHOY

PRÍPRAVA:15 minút varenie: 24 minút odstáť: 2 minúty vyrobí: 4 porcie

BABY BOK CHOY JE VEĽMI JEMNÝA MÔŽE SA RÝCHLO PREPIECŤ. ABY ZOSTAL CHRUMKAVÝ A SVIEŽEJ CHUTI – NIE ZVÄDNUTÝ A ROZMOČENÝ – UISTITE SA, ŽE SA V ZAKRYTOM HORÚCOM HRNCI (MIMO TEPLA) DUSÍ NIE DLHŠIE AKO 2 MINÚTY PRED PODÁVANÍM GULÁŠA.

2 lyžice olivového oleja

1 pór nakrájaný na plátky (biela a svetlozelená časť)

4 šálky vývaru z kuracích kostí (pozrirecept) alebo kurací vývar bez pridania soli

1 šálka suchého bieleho vína

1 polievková lyžica horčice dijonského štýlu (pozrirecept)

½ lyžičky čierneho korenia

1 vetvička čerstvého tymiánu

1¼ libry kuracích stehien bez kože a kostí, nakrájané na 1-palcové kúsky

8 uncí baby mrkvy s vrchmi, vydrhnutej, orezanej a pozdĺžne rozpolenej, alebo 2 stredné mrkvy, nakrájané na šikmé plátky

2 čajové lyžičky jemne nastrúhanej citrónovej kôry (odložiť)

1 polievková lyžica čerstvej citrónovej šťavy

2 hlavy baby bok choy

½ lyžičky nasekaného čerstvého tymiánu

1. Vo veľkom hrnci zohrejte 1 polievkovú lyžicu olivového oleja na strednom ohni. Pór varte v horúcom oleji 3 až 4 minúty alebo kým nezvädne. Pridajte vývar z kuracích kostí, víno, dijonskú horčicu, ¼ lyžičky korenia a vetvičku tymiánu. Priveďte do varu; znížiť teplo. Varte 10 až 12 minút alebo kým sa tekutina nezredukuje asi o jednu tretinu. Vyhoďte vetvičku tymiánu.

2. Medzitým v holandskej rúre zohrejte zvyšnú 1 lyžicu olivového oleja na stredne vysokú teplotu. Posypte kurča zvyšnou ¼ lyžičky korenia. Za občasného miešania varte na horúcom oleji asi 3 minúty alebo do zhnednutia. V prípade potreby vypustite tuk. Opatrne pridajte zredukovanú zmes vývaru do hrnca a zoškrabte všetky hnedé kúsky; pridajte mrkvu. Priveďte do varu; znížiť teplo. Odkryté dusíme 8 až 10 minút alebo len kým mrkva nezmäkne. Vmiešame citrónovú šťavu. Rozrežte bok choy na polovicu pozdĺžne. (Ak sú hlavy bok choy veľké, nakrájajte ich na štvrtiny.) Položte bok choy na kurča v hrnci. Zakryte a odstráňte z tepla; necháme 2 minúty postáť.

3. Naberačkou dusíme do plytkých misiek. Posypeme citrónovou kôrou a nasekaným tymianom.

KEŠU-POMARANČOVÉ KURČA A SLADKÁ PAPRIKA RESTUJTE V ŠALÁTOVÝCH OBALOCH

OD ZAČIATKU DO KONCA:45 minút vyrobí: 4 až 6 porcií

NÁJDETE DVA DRUHYKOKOSOVÝ OLEJ NA PULTOCH – RAFINOVANÝ A EXTRA PANENSKÝ, ALEBO NERAFINOVANÝ. AKO UŽ NÁZOV NAPOVEDÁ, EXTRA PANENSKÝ KOKOSOVÝ OLEJ POCHÁDZA Z PRVÉHO LISOVANIA ČERSTVÉHO SUROVÉHO KOKOSU. JE TO VŽDY LEPŠIA VOĽBA, KEĎ VARÍTE NA STREDNOM ALEBO STREDNE VYSOKOM OHNI. RAFINOVANÝ KOKOSOVÝ OLEJ MÁ VYŠŠÍ BOD ZADYMENIA, PRETO HO POUŽÍVAJTE LEN PRI VARENÍ NA VYSOKEJ TEPLOTE.

1 lyžica rafinovaného kokosového oleja

1½ až 2 libry kuracích stehien bez kože a kostí, nakrájané na tenké prúžky

3 červené, oranžové a/alebo žlté sladké papriky odstopkované, so semienkami a nakrájané na tenké prúžky

1 červená cibuľa, pozdĺžne rozpolená a nakrájaná na tenké plátky

1 čajová lyžička najemno nastrúhanej pomarančovej kôry (odložiť bokom)

½ šálky čerstvej pomarančovej šťavy

1 lyžica mletého čerstvého zázvoru

3 strúčiky cesnaku, mleté

1 šálka nesolených surových kešu orieškov, opečených a nahrubo nasekaných (pozritip)

½ šálky nakrájanej zelenej cibuľky (4)

8 až 10 listov masla alebo ľadového šalátu

1. Vo woku alebo veľkej panvici zohrejte kokosový olej na vysokej teplote. Pridajte kuracie mäso; varíme a miešame 2 minúty. Pridajte papriku a cibuľu; varte a miešajte 2 až 3

minúty alebo kým zelenina nezačne mäknúť. Odstráňte kurča a zeleninu z woku; udržovať v teple.

2. Utrite wok papierovou utierkou. Pridajte pomarančovú šťavu do woku. Varte asi 3 minúty alebo kým šťava nezovrie a mierne sa zredukuje. Pridajte zázvor a cesnak. Varte a miešajte 1 minútu. Vráťte zmes kurčaťa a papriky do woku. Vmiešajte pomarančovú kôru, kešu oriešky a cibuľku. Podávajte praženicu na listoch šalátu.

VIETNAMSKÉ KOKOSOVO-CITRÓNOVÉ KURA

OD ZAČIATKU DO KONCA:30 minút vyrobí: 4 porcie

TOTO RÝCHLE KOKOSOVÉ KARIMÔŽE BYŤ NA STOLE DO 30 MINÚT OD ZAČIATKU SEKANIA, ČO Z NEHO ROBÍ IDEÁLNE JEDLO NA RUŠNÝ TÝŽDEŇ.

1 polievková lyžica nerafinovaného kokosového oleja

4 stonky citrónovej trávy (iba svetlé časti)

1 3,2-uncové balenie hlivy ustricovej, nasekané

1 veľká cibuľa, nakrájaná na tenké plátky, krúžky rozpolené

1 čerstvé jalapeňo, zbavené semienok a nakrájané nadrobno (pozritip)

2 lyžice mletého čerstvého zázvoru

3 strúčiky cesnaku nasekané

1½ libry kuracích stehien bez kože a kostí, nakrájané na tenké plátky a nakrájané na kúsky

½ šálky prírodného kokosového mlieka (napríklad Nature's Way)

½ šálky vývaru z kuracích kostí (pozrirecept) alebo kurací vývar bez pridania soli

1 polievková lyžica červeného kari bez soli

½ lyžičky čierneho korenia

½ šálky nasekaných lístkov čerstvej bazalky

2 lyžice čerstvej limetkovej šťavy

Nesladený strúhaný kokos (voliteľné)

1. V extra veľkej panvici zohrejte kokosový olej na strednom ohni. Pridajte citrónovú trávu; varíme a miešame 1 minútu. Pridajte huby, cibuľu, jalapeňo, zázvor a cesnak; varte a miešajte 2 minúty alebo kým cibuľa nezmäkne. Pridajte kuracie mäso; varte asi 3 minúty alebo kým nebude kura uvarené.

2. V malej miske zmiešajte kokosové mlieko, vývar z kuracích kostí, kari a čierne korenie. Pridajte do kuracej zmesi na panvici; varte 1 minútu alebo kým tekutina mierne nezhustne. Odstráňte z tepla; vmiešame čerstvú bazalku a limetkovú šťavu. Ak chcete, posypte porcie kokosom.

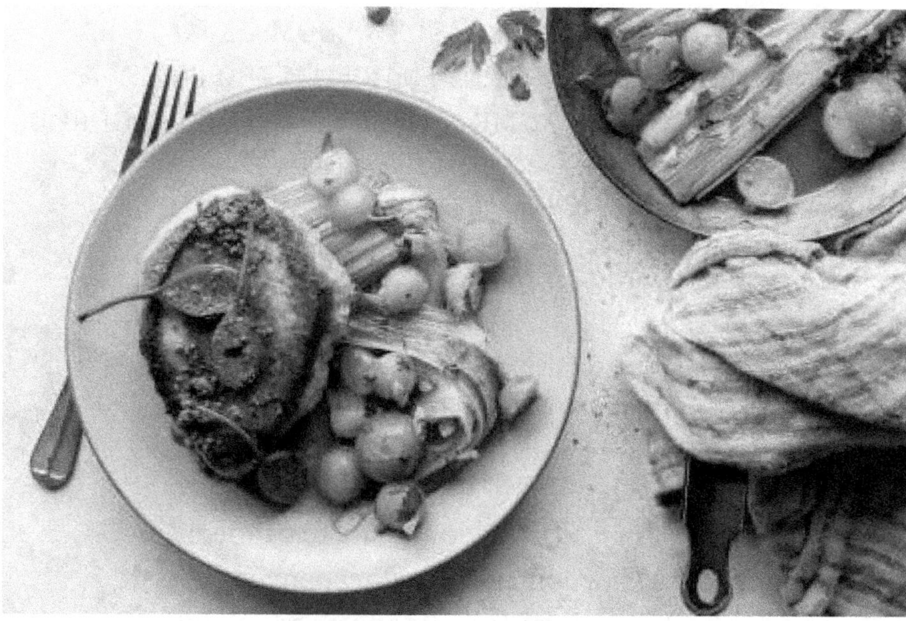

GRILOVANÉ KURA A JABLKOVÝ ŠALÁT ESCAROLE

PRÍPRAVA:30 minút grilovanie: 12 minút vyrobí: 4 porcie

AK MÁTE RADI SLADŠIE JABLKO,ÍSŤ S MEDOM. AK MÁTE RADI KYSLÉ JABLKO, POUŽITE GRANNY SMITH – ALEBO PRE VYVÁŽENIE VYSKÚŠAJTE KOMBINÁCIU TÝCHTO DVOCH ODRÔD.

3 stredne veľké Honeycrisp alebo Granny Smith jablká

4 čajové lyžičky extra panenského olivového oleja

½ šálky jemne nakrájanej šalotky

2 lyžice nasekanej čerstvej petržlenovej vňate

1 lyžica korenia na hydinu

3 až 4 hlavy escarole, na štvrtiny

1 libra mletých kuracích alebo morčacích pŕs

⅓ šálky nasekaných pražených lieskových orieškov*

⅓ šálka klasického francúzskeho vinaigrette (pozrirecept)

1. Jablká rozpolíme a rozpolíme. 1 jablko ošúpeme a nakrájame nadrobno. Na strednej panvici zohrejte 1 čajovú lyžičku olivového oleja na strednú teplotu. Pridajte nakrájané jablko a šalotku; varíme do mäkka. Vmiešame petržlenovú vňať a korenie na hydinu. Odložte nabok vychladnúť.

2. Medzitým zbavte jadierok zvyšných 2 jabĺk a nakrájajte na mesiačiky. Orezané strany koliesok jabĺk a escarole potrieme zvyšným olivovým olejom. Vo veľkej miske kombinujte kuracie mäso a vychladnutú jablkovú zmes. Rozdeľte na osem častí; vytvarujte každú časť do placky s priemerom 2 palce.

3. Pri grile na drevené uhlie alebo plynovom grile položte kuracie karbonátky a kolieska jabĺk na grilovací rošt priamo na strednom ohni. Prikryjeme a grilujeme 10 minút, pričom v polovici grilovania raz otočíme. Pridajte escarole, reznými stranami nadol. Prikryte a grilujte 2 až 4 minúty alebo kým escarole nie je jemne zuhoľnatená, jablká sú mäkké a kuracie karbonátky hotové (165 °F).

4. Nahrubo nasekajte escarole. Rozdeľte escarole medzi štyri servírovacie taniere. Navrch dajte kuracie karbonátky, plátky jabĺk a lieskové orechy. Pokvapkáme klasickým francúzskym vinaigretom.

*Tip: Ak chcete opekať lieskové orechy, predhrejte rúru na 350 °F. Orechy rozložte v jednej vrstve v plytkej pekáči. Pečte 8 až 10 minút alebo do zľahka opečeného chleba, pričom raz premiešajte, aby sa opekali rovnomerne. Orechy mierne ochlaďte. Položte teplé orechy na čistú kuchynskú utierku; pretrite uterákom, aby ste odstránili uvoľnené šupky.

TOSKÁNSKA KURACIA POLIEVKA S KAPUSTOVÝMI STUŽKAMI

PRÍPRAVA:15 minút varenie: 20 minút vyrobí: 4 až 6 porcií

LYŽICA PESTA—BAZALKA ALEBO RUKOLA PODĽA VÁŠHO VÝBERU — DODÁVA TEJTO PIKANTNEJ POLIEVKE OCHUTENEJ KORENÍM NA HYDINU BEZ SOLI SKVELÚ CHUŤ. ABY STE KAPUSTOVÉ STUŽKY ZOSTALI JASNE ZELENÉ A ČO NAJÚPLNEJŠIE ŽIVÍN, VARTE ICH LEN DO ZVÄDNUTIA.

1 libra mletého kuracieho mäsa

2 polievkové lyžice korenia na hydinu bez pridania soli

1 lyžička jemne nastrúhanej citrónovej kôry

1 lyžica olivového oleja

1 šálka nakrájanej cibule

½ šálky nakrájanej mrkvy

1 šálka nasekaného zeleru

4 strúčiky cesnaku, nakrájané na plátky

4 šálky vývaru z kuracích kostí (pozrirecept) alebo kurací vývar bez pridania soli

1 14,5-uncová plechovka pečených paradajok bez pridania soli, neodkvapkaná

1 zväzok Lacinato (toskánsky) kel, stonky odstránené, nakrájané na stužky

2 lyžice čerstvej citrónovej šťavy

1 lyžička nasekaného čerstvého tymiánu

Pesto z bazalky alebo rukoly (pozrirecepty)

1. V strednej miske zmiešajte mleté kuracie mäso, korenie na hydinu a citrónovú kôru. Dobre premiešajte.

2. V holandskej rúre zohrejte olivový olej na strednom ohni. Pridajte kuraciu zmes, cibuľu, mrkvu a zeler; varte 5 až 8 minút alebo kým kura už nie je ružové, miešajte drevenou vareškou, aby sa mäso rozbilo, a poslednú minútu varenia pridajte plátky cesnaku. Pridajte vývar z kuracích kostí a

paradajky. Priveďte do varu; znížiť teplo. Prikryjeme a dusíme 15 minút. Vmiešame kel, citrónovú šťavu a tymián. Dusíme odkryté asi 5 minút alebo kým kel nezvädne.

3. Na servírovanie nalejte polievku do servírovacích misiek a navrch posypte bazalkovým alebo rukolovým pestom.

KURACIE LARB

PRÍPRAVA:15 minút varenie: 8 minút chladenie: 20 minút výroba: 4 porcie

TÁTO VERZIA OBĽÚBENÉHO THAJSKÉHO JEDLAVYSOKO OCHUTENÉHO MLETÉHO KURACIEHO MÄSA A ZELENINY PODÁVANÉ V LISTOCH ŠALÁTU JE NEUVERITEĽNE ĽAHKÉ A CHUTNÉ – BEZ PRIDANIA CUKRU, SOLI A RYBACEJ OMÁČKY (KTORÁ MÁ VEĽMI VYSOKÝ OBSAH SODÍKA), KTORÉ SÚ TRADIČNE SÚČASŤOU ZOZNAMU INGREDIENCIÍ. S CESNAKOM, THAJSKÝMI ČILI, CITRÓNOVOU TRÁVOU, LIMETKOVOU KÔROU, LIMETKOVOU ŠŤAVOU, MÄTOU A KORIANDROM ICH NEPREHLIADNETE.

1 lyžica rafinovaného kokosového oleja

2 libry mletého kuracieho mäsa (95 % chudé alebo mleté prsia)

8 uncí gombíkových húb, jemne nasekaných

1 šálka nadrobno nakrájanej červenej cibule

1 až 2 thajské chilli papričky zbavené semienok a nakrájané nadrobno (pozritip)

2 lyžice mletého cesnaku

2 polievkové lyžice jemne nasekanej citrónovej trávy*

¼ lyžičky mletých klinčekov

¼ lyžičky čierneho korenia

1 lyžica jemne nastrúhanej limetkovej kôry

½ šálky čerstvej limetkovej šťavy

⅓ šálky tesne zabalených čerstvých lístkov mäty, nasekaných

⅓ šálky tesne zabaleného čerstvého koriandra, nasekaného

1 hlávka ľadového šalátu, rozdelená na listy

1. V extra veľkej panvici zohrejte kokosový olej na stredne vysokú teplotu. Pridajte mleté kuracie mäso, huby, cibuľu, čili, cesnak, citrónovú trávu, klinčeky a čierne korenie. Varte 8 až 10 minút alebo kým nie je kura uvarené, pričom miešajte drevenou lyžicou, aby sa mäso počas varenia

rozlomilo. V prípade potreby sceďte. Kuraciu zmes preložíme do extra veľkej misy. Nechajte vychladnúť asi 20 minút alebo kým nebude mierne teplejšie ako izbová teplota, občas premiešajte.

2. Do kuracieho mäsa vmiešajte limetkovú kôru, limetkovú šťavu, mätu a koriandr. Podávame v listoch šalátu.

*Tip: Na prípravu citrónovej trávy budete potrebovať ostrý nôž. Odrežte drevnatú stonku na spodnej časti stonky a tvrdé zelené čepele v hornej časti rastliny. Odstráňte dve pevné vonkajšie vrstvy. Mali by ste mať kúsok citrónovej trávy, ktorý je asi 6 palcov dlhý a svetložlto-biely. Stonku rozrežte vodorovne na polovicu a potom každú polovicu znova rozrežte na polovicu. Nakrájajte každú štvrtinu stonky veľmi tenko.

KURACIE BURGERY S KEŠU OMÁČKOU SZECHWAN

PRÍPRAVA:30 minút varenie: 5 minút grilovanie: 14 minút množstvo: 4 porcie

CHILLI OLEJ VYROBENÝ ZAHRIATÍMOLIVOVÝ OLEJ S DRVENOU ČERVENOU PAPRIKOU SA DÁ VYUŽIŤ AJ INAK. POUŽITE HO NA ORESTOVANIE ČERSTVEJ ZELENINY - ALEBO JU PRED PEČENÍM POLEJTE TROCHOU ČILI OLEJA.

2 lyžice olivového oleja

¼ lyžičky mletej červenej papriky

2 šálky surových kúskov kešu opečených (viďtip)

¼ šálky olivového oleja

½ šálky strúhanej cukety

¼ šálky nadrobno nasekanej pažítky

2 strúčiky cesnaku, mleté

2 čajové lyžičky jemne nastrúhanej citrónovej kôry

2 čajové lyžičky strúhaného čerstvého zázvoru

1 libra mletých kuracích alebo morčacích pŕs

SZECHWAN KEŠU OMÁČKA

1 lyžica olivového oleja

2 lyžice jemne nasekanej cibuľky

1 lyžica strúhaného čerstvého zázvoru

1 čajová lyžička čínskeho prášku z piatich korení

1 lyžička čerstvej limetkovej šťavy

4 zelené listy alebo listy maslového šalátu

1. Na čili olej zmiešajte v malom hrnci olivový olej a drvenú červenú papriku. Zahrievajte na miernom ohni 5 minút. Odstráňte z tepla; necháme vychladnúť.

2. Pre kešu maslo vložte kešu oriešky a 1 lyžicu olivového oleja do mixéra. Zakryte a mixujte, kým nebude krémová,

podľa potreby zoškrabte boky a pridajte ďalší olivový olej, po 1 polievkovej lyžici, kým sa nespotrebuje celá ¼ šálky a maslo nebude veľmi mäkké; odložiť.

3. Vo veľkej miske zmiešajte cuketu, pažítku, cesnak, citrónovú kôru a 2 čajové lyžičky zázvoru. Pridajte mleté kuracie mäso; dobre premiešame. Vytvarujte kuraciu zmes na štyri ½ palca hrubé placky.

4. Pri grile na drevené uhlie alebo plynovom grile položte karbonátky na vymastený rošt priamo na strednom ohni. Prikryte a grilujte 14 až 16 minút alebo kým nie sú hotové (165 °F), pričom v polovici grilovania raz otočte.

5. Medzitým na omáčku v malej panvici zohrejte olivový olej na strednom ohni. Pridajte cibuľku a 1 lyžicu zázvoru; varte na miernom ohni 2 minúty alebo kým cibuľka nezmäkne. Pridajte ½ šálky kešu masla (zvyšné kešu maslo chlaďte až 1 týždeň), čili olej, limetkovú šťavu a prášok z piatich korení. Varte ešte 2 minúty. Odstráňte z tepla.

6. Podávajte karbonátky na listoch šalátu. Polejeme omáčkou.

TURECKÉ KURACIE ZÁBALY

PRÍPRAVA:25 minút odstáť: 15 minút variť: 8 minút vyrobí: 4 až 6 porcií

„BAHARAT" V ARABČINE JEDNODUCHO ZNAMENÁ „KORENIE".UNIVERZÁLNE KORENIE V KUCHYNI BLÍZKEHO VÝCHODU, ČASTO SA POUŽÍVA AKO POTIERANIE RÝB, HYDINY A MÄSA ALEBO SA ZMIEŠA S OLIVOVÝM OLEJOM A POUŽÍVA SA AKO ZELENINOVÁ MARINÁDA. VĎAKA KOMBINÁCII TEPLÝCH SLADKÝCH KORENÍN, AKO JE ŠKORICA, RASCA, KORIANDER, KLINČEKY A PAPRIKA, JE MIMORIADNE AROMATICKÝ. PRÍDAVOK SUŠENEJ MÄTY JE TURECKÝ NÁDYCH.

⅓ šálky odrezaných nesírených sušených marhúľ

⅓ šálky nakrájaných sušených fíg

1 polievková lyžica nerafinovaného kokosového oleja

1½ libry mletých kuracích pŕs

3 šálky nakrájaného póru (len biele a svetlozelené časti) (3)

⅔ stredne zelenej a/alebo červenej papriky nakrájanej na tenké plátky

2 polievkové lyžice korenia Baharat (pozrirecept, nižšie)

2 strúčiky cesnaku, mleté

1 šálka nakrájaných paradajok zbavených semienok (2 stredné)

1 šálka nakrájanej uhorky zbavenej semienok (½ strednej časti)

½ šálky nasekaných lúpaných nesolených pistácií, opečených (pozritip)

¼ šálky nasekanej čerstvej mäty

¼ šálky nasekanej čerstvej petržlenovej vňate

8 až 12 veľkých listov hlávkového šalátu alebo šalátu Bibb

1. Vložte marhule a figy do malej misky. Pridajte ⅔ šálky vriacej vody; necháme 15 minút postáť. Sceďte, odložte si ½ šálky tekutiny.

2. Medzitým v extra veľkej panvici zohrejte kokosový olej na strednom ohni. Pridajte mleté kuracie mäso; varíme 3

minúty, pričom miešame drevenou vareškou, aby sa mäso počas varenia rozbilo. Pridajte pór, sladkú papriku, korenie Baharat a cesnak; varte a miešajte asi 3 minúty alebo kým nie je kura hotové a korenie nezmäkne. Pridajte marhule, figy, odloženú tekutinu, paradajky a uhorku. Varte a miešajte asi 2 minúty, alebo kým sa paradajky a uhorka nezačnú rozpadať. Vmiešame pistácie, mätu a petržlenovú vňať.

3. Kuracie mäso a zeleninu podávajte v listoch šalátu.

Korenie Baharat: V malej miske zmiešajte 2 polievkové lyžice sladkej papriky; 1 lyžica čierneho korenia; 2 čajové lyžičky sušenej mäty, jemne drvenej; 2 čajové lyžičky mletého kmínu; 2 čajové lyžičky mletého koriandra; 2 čajové lyžičky mletej škorice; 2 čajové lyžičky mletých klinčekov; 1 lyžička mletého muškátového orieška; a 1 lyžička mletého kardamónu. Skladujte v tesne uzavretej nádobe pri izbovej teplote. Robí asi ½ šálky.

ŠPANIELSKE CORNWALLSKÉ SLIEPKY

PRÍPRAVA:10 minút pečenie: 30 minút grilovanie: 6 minút robí: 2 až 3 porcie

TENTO RECEPT NEMÔŽE BYŤ JEDNODUCHŠÍ- A VÝSLEDKY SÚ ÚPLNE ÚŽASNÉ. VEĽKÉ MNOŽSTVO ÚDENEJ PAPRIKY, CESNAKU A CITRÓNU DÁVA TÝMTO DROBNÝM VTÁKOM VEĽKÚ CHUŤ.

2 1½-libra cornwallských sliepok, rozmrazené, ak sú zmrazené

1 lyžica olivového oleja

6 strúčikov cesnaku, nasekaných

2 až 3 lyžice údenej sladkej papriky

¼ až ½ čajovej lyžičky kajenského korenia (voliteľné)

2 citróny, nakrájané na štvrtiny

2 polievkové lyžice nasekanej čerstvej petržlenovej vňate (voliteľné)

1. Predhrejte rúru na 375°F. Na rozštvrtenie sliepok použite kuchynské nožnice alebo ostrý nôž prerežte po oboch stranách úzkej chrbtovej kosti. Otvorte vtáčika a sliepku prerežte na polovicu cez hrudnú kosť. Odstráňte zadné štvrtiny prerezaním kože a mäsa, ktoré oddeľuje stehná od pŕs. Udržujte krídlo a prsia neporušené. Kusy cornwallskej sliepky potrieme olivovým olejom. Posypeme nasekaným cesnakom.

2. Vložte kúsky sliepky kožou nahor do extra veľkej panvice na pečenie. Posypeme údenou paprikou a kajenskou paprikou. Stlačte štvrtky citróna cez sliepky; pridajte štvrtky citróna na panvicu. Na panvici otočte kúsky sliepky kožou nadol. Prikryjeme a pečieme 30 minút. Vyberte panvicu z rúry.

3. Predhrejte brojler. Pomocou klieští otočte kúsky. Nastavte stojan rúry. Grilujte 4 až 5 palcov od tepla po dobu 6 až 8

minút, kým koža nezhnedne a sliepky nie sú hotové (175 ° F). Pokvapkáme šťavou z panvice. Ak chcete, posypte petržlenovou vňaťou.

CORNISH SLIEPKY PEČENÉ NA PISTÁCIÁCH S RUKOLOU, MARHUĽOU A FENIKLOVÝM ŠALÁTOM

PRÍPRAVA:30 minút chlad: 2 až 12 hodín pečenie: 50 minút státie: 10 minút množstvo: 8 porcií

VYROBENÉ PISTÁCIOVÉ PESTOS PETRŽLENOVOU VŇAŤOU, TYMIANOM, CESNAKOM, POMARANČOVOU KÔROU, POMARANČOVÝM DŽÚSOM A OLIVOVÝM OLEJOM SA ZASTRČÍ POD KOŽU KAŽDÉHO VTÁKA PRED MARINOVANÍM.

4 20- až 24-uncové cornwallské sliepky

3 šálky surových pistáciových orieškov

2 polievkové lyžice nasekanej čerstvej talianskej (ploché) petržlenovej vňate

1 lyžica nasekaného tymiánu

1 veľký strúčik cesnaku, mletý

2 lyžičky najemno nastrúhanej pomarančovej kôry

2 lyžice čerstvej pomarančovej šťavy

¾ šálky olivového oleja

2 veľké cibule, nakrájané na tenké plátky

½ šálky čerstvej pomarančovej šťavy

2 lyžice čerstvej citrónovej šťavy

¼ lyžičky čerstvo mletého čierneho korenia

¼ lyžičky suchej horčice

2 5-uncové balíčky rukoly

1 veľká cibuľová vňať, nastrúhaná najemno

2 polievkové lyžice nasekaných feniklových lístkov

4 marhule, vykôstkované a nakrájané na tenké mesiačiky

1. Vypláchnite vnútorné dutiny sliepok Cornish. Nohy zviažte kuchynskou šnúrkou zo 100% bavlny. Zastrčte krídla pod telo; odložiť.

2. V kuchynskom robote alebo mixéri skombinujte pistácie, petržlenovú vňať, tymián, cesnak, pomarančovú kôru a pomarančový džús. Spracujte, kým sa nevytvorí hrubá pasta. So spusteným procesorom pridajte ¼ šálky olivového oleja pomalým a rovnomerným prúdom.

3. Pomocou prstov uvoľnite kožu na prsnej strane sliepky, aby ste vytvorili vrecko. Jednu štvrtinu pistáciovej zmesi rovnomerne rozotrite pod kožu. Opakujte so zvyšnými sliepkami a zmesou pistácií. Na dno pekáča rozložte nakrájanú cibuľu; položte sliepky prsiami nahor na cibuľu. Prikryte a vložte do chladničky na 2 až 12 hodín.

4. Predhrejte rúru na 425 °F. Pečte sliepky 30 až 35 minút alebo kým teplomer s okamžitým odčítaním vložený do vnútorného stehenného svalu nezaznamená 175 °F.

5. Medzitým na dresing zmiešajte v malej miske pomarančovú šťavu, citrónovú šťavu, korenie a horčicu. Dobre premiešajte. Pomalým stálym prúdom za stáleho šľahania pridajte zvyšnú ½ šálky olivového oleja.

6. Na šalát zmiešajte vo veľkej mise rukolu, fenikel, feniklové lístky a marhule. Jemne pokvapkáme dresingom; dobre hodiť. Vyhraďte si dodatočný obväz na iný účel.

7. Vyberte sliepky z rúry; stan voľne s fóliou a necháme 10 minút postáť. Na servírovanie rozdeľte šalát rovnomerne na osem servírovacích tanierov. Sliepky rozrežte pozdĺžne na polovicu; polovice sliepok položte na šaláty. Ihneď podávajte.

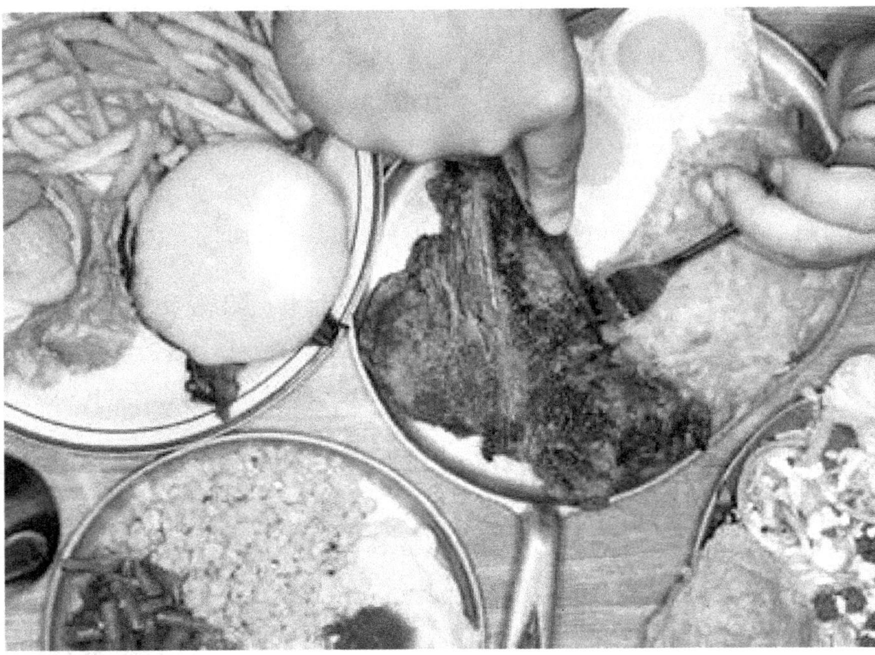

KAČACIE PRSIA S GRANÁTOVÝM JABLKOM A JICAMA ŠALÁTOM

PRÍPRAVA:15 minút varenie: 15 minút množstvo: 4 porcie

VYREZANIE DIAMANTOVÉHO VZORU DOTUK Z KAČACÍCH PŔS UMOŽŇUJE VYKYSNÚŤ TUK PRI VARENÍ PŔS OCHUTENÝCH GARAM MASALOU. KVAPKY SA KOMBINUJÚ S JICAMOU, SEMIENKAMI Z GRANÁTOVÉHO JABLKA, POMARANČOVÝM DŽÚSOM A HOVÄDZÍM VÝVAROM A PREMIEŠAJÚ SA S PAPRIKOU, ABY MIERNE ZVÄDLI.

4 vykostené pižmové kačacie prsia (celkovo asi 1½ až 2 libry)

1 polievková lyžica garam masala

1 polievková lyžica nerafinovaného kokosového oleja

2 šálky ošúpanej jicamy nakrájanej na kocky

½ šálky semien granátového jablka

¼ šálky čerstvej pomarančovej šťavy

¼ šálky vývaru z hovädzích kostí (pozrirecept) alebo hovädzí vývar bez pridania soli

3 šálky žeruchy, stonky odstránené

3 šálky natrhaného frisée a/alebo na tenké plátky nakrájanej belgickej čakanky

1. Ostrým nožom urobte plytké rezy v kosoštvorcových vzoroch do tuku kačacích pŕs v 1-palcových intervaloch. Obidve strany polovice pŕs posypte garam masalou. Rozohrejte extra veľkú panvicu na strednom ohni. Na horúcej panvici roztopte kokosový olej. Vložte polovice pŕs kožou nadol do panvice. Varte 8 minút kožou nadol, dávajte pozor, aby nezhnedli príliš rýchlo (v prípade potreby znížte teplotu). Otočte kačacie prsia; varte ďalších 5 až 6 minút alebo kým teplomer s okamžitým odčítaním vložený do polovice pŕs nezaznamená 145 °F pre médium.

Odstráňte polovice pŕs a odkvapkávajte ich na panvici; prikryjeme fóliou, aby zostalo v teple.

2. Na dresing pridajte jicama do odkvapkávania na panvici; varte a miešajte 2 minúty na strednom ohni. Na panvicu pridajte semená granátového jablka, pomarančový džús a vývar z hovädzích kostí. Priveďte do varu; ihneď odstráňte z tepla.

3. Na šalát zmiešajte vo veľkej miske žeruchu a frisée. Zeleninu nalejte horúcim dresingom; hodiť do kabáta.

4. Rozdeľte šalát medzi štyri taniere. Kačacie prsia nadrobno pokrájame a poukladáme na šaláty.

PEČENÁ MORKA S CESNAKOVOU KAŠOU

PRÍPRAVA:1 hodina pečenia: 2 hodiny 45 minút odstátie: 15 minút vyrobí: 12 až 14 porcií

HĽADAJTE MORIAKA, KTORÝ MÁNEBOL PODANÝ SOLNÝM ROZTOKOM. AK JE NA ETIKETE NAPÍSANÉ „VYLEPŠENÉ" ALEBO „SAMOZÁPANIE", PRAVDEPODOBNE JE PLNÉ SODÍKA A INÝCH PRÍSAD.

1 morka s hmotnosťou 12 až 14 libier

2 polievkové lyžice stredomorského korenia (pozrirecept)

¼ šálky olivového oleja

3 libry strednej mrkvy, olúpané, orezané a pozdĺžne rozpolené alebo rozštvrtené

1 recept na cesnakové rozmačkané korene (viďrecept, nižšie)

1. Predhrejte rúru na 425°F. Odstráňte krk a droby z moriek; v prípade potreby rezervujte na ďalšie použitie. Opatrne uvoľnite kožu od okraja pŕs. Prejdite prstami pod kožu, aby ste vytvorili vrecko na hornej časti prsníka a na vrchu paličiek. Lyžica 1 polievkovej lyžice stredomorského korenia pod kožu; prstami ho rovnomerne rozotrite po prsiach a paličkách. Potiahnite kožu krku smerom dozadu; upevnite špajdľou. Zastrčte konce paličiek pod pás kože cez chvost. Ak tam nie je pás kože, paličky pevne priviažte k chvostu pomocou kuchynskej šnúrky zo 100% bavlny. Otočte hroty krídel pod chrbtom.

2. Morku položte prsiami nahor na rošt v plytkom extra veľkom pekáči. Potrieme morku 2 lyžicami oleja. Posypte morku zvyšným stredomorským korením. Vložte teplomer na mäso do stredu vnútorného stehenného

svalu; teplomer by sa nemal dotýkať kosti. Morku voľne prikryte fóliou.

3. Restujeme 30 minút. Znížte teplotu rúry na 325 ° F. Pečieme 1½ hodiny. V extra veľkej miske zmiešajte mrkvu a zvyšné 2 lyžice oleja; hodiť do kabáta. Rozložte mrkvu do veľkého pekáča s okrajom. Odstráňte fóliu z moriaka a odrežte pás kože alebo povrázku medzi paličky. Mrkvu a morku pečte 45 minút až 1¼ hodiny alebo kým teplomer nezaznamená 175 °F.

4. Vyberte morku z rúry. Kryt; pred vyrezávaním nechajte 15 až 20 minút odstáť. Podávajte morku s mrkvou a cesnakovou kašou.

Cesnakové rozmačkané korene: Odrežte a ošúpte 3 až 3½ libry rutabagas a 1½ až 2 libry koreňa zeleru; nakrájajte na 2-palcové kúsky. V 6-litrovom hrnci uvarte rutabagas a koreň zeleru v dostatočnom množstve vriacej vody na zakrytie po dobu 25 až 30 minút, alebo kým nebudú veľmi mäkké. Medzitým v malom hrnci zmiešajte 3 lyžice extra panenského oleja a 6 až 8 strúčikov mletého cesnaku. Varte na miernom ohni 5 až 10 minút alebo kým nie je cesnak veľmi voňavý, ale nezhnedne. Opatrne pridajte ¾ šálky vývaru z kuracích kostí (pozrirecept) alebo kurací vývar bez pridania soli. Priveďte do varu; odstrániť z tepla. Zeleninu sceďte a vráťte do hrnca. Zeleninu roztlačte mačkadlom na zemiaky alebo rozšľahajte elektrickým mixérom na nízkej úrovni. Pridajte ½ lyžičky čierneho korenia. Postupne roztlačte alebo zašľahajte vývar, kým sa zelenina nespojí a nebude takmer hladká. V prípade potreby pridajte ďalšiu ¼ šálky vývaru z kuracích kostí, aby ste dosiahli požadovanú konzistenciu.

PLNENÉ MORČACIE PRSIA S PESTO OMÁČKOU A RUKOLOVÝM ŠALÁTOM

PRÍPRAVA:30 minút pečenie: 1 hodina 30 minút odstátie: 20 minút množstvo: 6 porcií

TOTO JE PRE MILOVNÍKOV BIELEHO MÄSAVONKU – MORČACIE PRSIA S CHRUMKAVOU KOŽOU PLNENÉ SUŠENÝMI PARADAJKAMI, BAZALKOU A STREDOMORSKÝM KORENÍM. ZVYŠKY ROBIA SKVELÝ OBED.

1 šálka nesírených sušených paradajok (nebalených v oleji)

1 4-librové vykostené morčacie prsia s kožou

3 čajové lyžičky stredomorského korenia (pozrirecept)

1 šálka voľne zabalených listov čerstvej bazalky

1 lyžica olivového oleja

8 uncí detskej rukoly

3 veľké paradajky, rozpolené a nakrájané na plátky

¼ šálky olivového oleja

2 lyžice červeného vínneho octu

Čierne korenie

1½ šálky bazalkového pesta (pozrirecept)

1. Predhrejte rúru na 375 °F. V malej miske zalejte sušené paradajky takým množstvom vriacej vody, aby boli zakryté. Nechajte stáť 5 minút; scedíme a nakrájame nadrobno.

2. Morčacie prsia položte kožou nadol na veľký list plastovej fólie. Na morku položte ďalší list plastového obalu. Plochou stranou paličky na mäso jemne naklepte prsia na rovnomernú hrúbku, asi ¾ palca. Zlikvidujte plastový obal. Mäso posypte 1½ lyžičky stredomorského korenia. Navrch poukladáme paradajky a lístky bazalky. Opatrne

zrolujte morčacie prsia, pričom kožu ponechajte na vonkajšej strane. Pomocou kuchynskej šnúrky zo 100% bavlny zviažte pečienku na štyroch až šiestich miestach, aby ste ju zaistili. Potrieme 1 lyžicou olivového oleja. Posypte pečienku zvyšnou 1½ lyžičky stredomorského korenia.

3. Položte pečienku na rošt v plytkej panvici kožou nahor. Pečte odkryté 1,5 hodiny alebo dovtedy, kým teplomer s okamžitým odčítaním vložený blízko stredu nezaznamená 165 °F a pokožka bude zlatohnedá a chrumkavá. Vyberte morku z rúry. Voľne prikryte fóliou; pred krájaním nechajte 20 minút postáť.

4. Na rukolový šalát zmiešajte vo veľkej miske rukolu, paradajky, ¼ šálky olivového oleja, ocot a korenie podľa chuti. Odstráňte struny z pečene. Morku nakrájajte na tenké plátky. Podávame s rukolovým šalátom a bazalkovým pestom.

KORENENÉ MORČACIE PRSIA S ČEREŠŇOVOU BBQ OMÁČKOU

PRÍPRAVA:15 minút pečenie: 1 hodina 15 minút odstátie: 45 minút množstvo: 6 až 8 porcií

TOTO JE PEKNÝ RECEPT NAOBSLUHOVANIE DAVU PRI GRILOVAČKE NA DVORE, KEĎ CHCETE ROBIŤ NIEČO INÉ AKO HAMBURGERY. PODÁVAJTE S CHRUMKAVÝM ŠALÁTOM, NAPRÍKLAD S CHRUMKAVÝM BROKOLICOVÝM ŠALÁTOM (VIĎRECEPT) ALEBO OHOLENÝ RUŽIČKOVÝ KEL ŠALÁT (VIĎRECEPT).

1 4- až 5-librové celé morčacie prsia s kosťou

3 lyžice údeného korenia (viďrecept)

2 lyžice čerstvej citrónovej šťavy

3 lyžice olivového oleja

1 šálka suchého bieleho vína, ako je Sauvignon Blanc

1 šálka čerstvých alebo mrazených nesladených čerešní Bing, vykôstkovaných a nasekaných

⅓ šálky vody

1 šálka BBQ omáčky (viďrecept)

1. Morčacie prsia necháme 30 minút postáť pri izbovej teplote. Predhrejte rúru na 325°F. Morčacie prsia položte kožou nahor na rošt v pekáči.

2. V malej miske kombinujte Smoky Korenie, citrónovú šťavu a olivový olej, aby ste vytvorili pastu. Uvoľnite kožu z mäsa; jemne rozotrite polovicu pasty na mäso pod kožu. Zvyšnú pastu rovnomerne rozotrite po pokožke. Nalejte víno na dno pekáča.

3. Pečte 1¼ až 1½ hodiny alebo kým nie je šupka dozlatista a teplomer s okamžitým odčítaním vložený do stredu pečienky (nedotýka sa kosti) nezaznamená 170°F, pričom panvicu otočíte v polovici doby varenia. Pred vyrezávaním nechajte 15 až 30 minút odstáť.

4. Medzitým na čerešňovú BBQ omáčku v strednom hrnci zmiešajte čerešne a vodu. Priveďte do varu; znížiť teplo. Odkryté dusíme 5 minút. Vmiešajte BBQ omáčku; dusíme 5 minút. Podávajte teplé alebo pri izbovej teplote s morkou.

MORČACIE SVIEČKOVICE PEČENÁ NA VÍNE

PRÍPRAVA:30 minút varenie: 35 minút vyrobí: 4 porcie

VARENIE MORIAKA OPEČENÉHO NA PANVICIV KOMBINÁCII VÍNA, NAKRÁJANÝCH RÍMSKYCH PARADAJOK, KURACIEHO VÝVARU, ČERSTVÝCH BYLINIEK A DRVENEJ ČERVENEJ PAPRIKY MU DODÁVA SKVELÚ CHUŤ. PODÁVAJTE TOTO JEDLO PODOBNÉ DUSENIU V PLYTKÝCH MISKÁCH A S VEĽKÝMI LYŽICAMI, ABY STE Z KAŽDÉHO SÚSTA DOSTALI TROCHU CHUTNÉHO VÝVARU.

2 8- až 12-uncové morčacie sviečkovice, nakrájané na 1-palcové kúsky

2 polievkové lyžice korenia na hydinu bez pridania soli

2 lyžice olivového oleja

6 strúčikov cesnaku, mletého (1 polievková lyžica)

1 šálka nakrájanej cibule

½ šálky nakrájaného zeleru

6 rímskych paradajok zbavených semienok a nakrájaných (asi 3 šálky)

½ šálky suchého bieleho vína, ako je Sauvignon Blanc

½ šálky vývaru z kuracích kostí (pozrirecept) alebo kurací vývar bez pridania soli

½ lyžičky najemno nasekaného čerstvého rozmarínu

¼ až ½ lyžičky mletej červenej papriky

½ šálky čerstvých bazalkových listov, nakrájaných

½ šálky nasekanej čerstvej petržlenovej vňate

1. Do veľkej misy hádžte morčacie kúsky s korením na hydinu na obaľovanie. V extra veľkej nepriľnavej panvici zohrejte 1 polievkovú lyžicu olivového oleja na strednom ohni. Morčacie mäso opekáme po dávkach na horúcom oleji, kým zo všetkých strán nezhnedne. (Turku netreba prevariť.) Preložíme na tanier a udržiavame v teple.

2. Do panvice pridajte zvyšnú 1 lyžicu olivového oleja. Zvýšte teplo na stredne vysoké. Pridajte cesnak; varíme a miešame 1 minútu. Pridajte cibuľu a zeler; varíme a miešame 5 minút. Pridajte morku a všetky šťavy z taniera, paradajky, víno, vývar z kuracích kostí, rozmarín a drvenú červenú papriku. Znížte teplo na stredne nízke. Prikryte a za občasného miešania varte 20 minút. Pridajte bazalku a petržlenovú vňať. Odkryte a varte ďalších 5 minút alebo kým morka už nie je ružová.

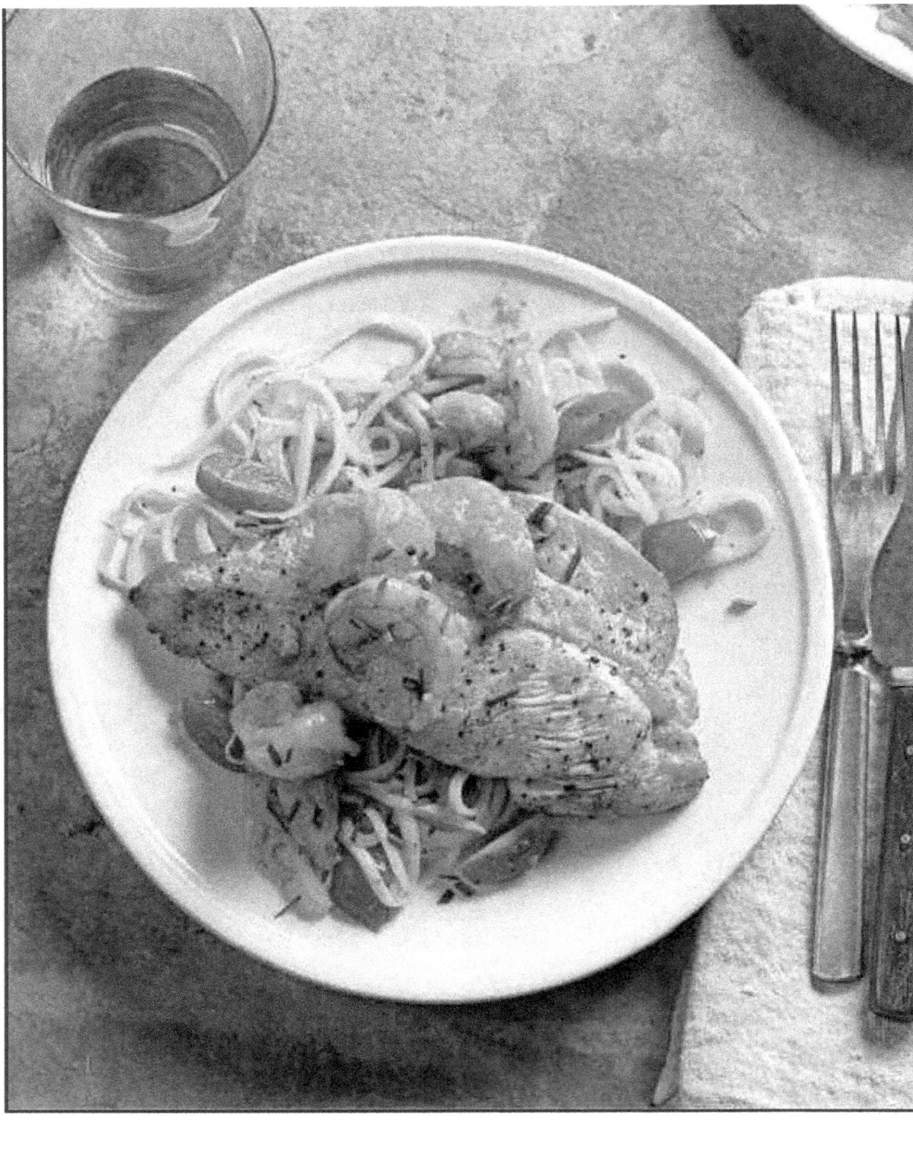

PEČENÉ MORČACIE PRSIA S PAŽÍTKOVOU OMÁČKOU

PRÍPRAVA:30 minút varenie: 15 minút množstvo: 4 porcieFOTOGRAFIU

MORČACIE SVIEČKOVICE PREKROJÍME NA POLOVICUVODOROVNE ČO NAJROVNOMERNEJŠIE, KAŽDÝ Z NICH ZĽAHKA ZATLAČTE NADOL DLAŇOU A ROVNOMERNÝM TLAKOM PRI PREREZÁVANÍ MÄSA.

¼ šálky olivového oleja

2 8- až 12-uncové sviečkovice z morčacích pŕs, vodorovne prekrojené na polovicu

¼ lyžičky čerstvo mletého čierneho korenia

3 lyžice olivového oleja

4 strúčiky cesnaku, mleté

8 uncí ošúpaných a zbavených stredne veľkých kreviet, s odstránenými chvostíkmi a rozrezanými pozdĺžne na polovicu

¼ šálky suchého bieleho vína, vývar z kuracích kostí (pozrirecept), alebo kurací vývar bez pridania soli

2 polievkové lyžice nasekanej čerstvej pažítky

½ lyžičky jemne nastrúhanej citrónovej kôry

1 polievková lyžica čerstvej citrónovej šťavy

Squashové rezance a paradajky (pozrirecept, nižšie) (voliteľné)

1. V extra veľkej panvici zohrejte 1 polievkovú lyžicu olivového oleja na stredne vysokú teplotu. Pridajte morku na panvicu; posypať korením. Znížte teplo na stredné. Varte 12 až 15 minút alebo dovtedy, kým prestanú byť ružové a šťava nebude číra (165 °F), pričom v polovici varenia raz otočte. Odstráňte morčacie steaky z panvice. Zakryte fóliou, aby zostala teplá.

2. Na omáčku zohrejte v tej istej panvici 3 lyžice oleja na strednom ohni. Pridajte cesnak; varte 30 sekúnd.

Vmiešajte krevety; varíme a miešame 1 minútu. Vmiešajte víno, pažítku a citrónovú kôru; varte a miešajte ešte 1 minútu, alebo kým krevety nebudú matné. Odstráňte z tepla; vmiešame citrónovú šťavu. Na servírovanie nalejte lyžicu omáčky na morčacie steaky. Ak chcete, podávajte s tekvicovými rezancami a paradajkami.

Tekvicové rezance a paradajky: Pomocou škrabky na mandolínu alebo julienne nakrájajte 2 žlté letné tekvice na pásiky julienne. Vo veľkej panvici zohrejte 1 polievkovú lyžicu extra panenského olivového oleja na stredne vysokú teplotu. Pridajte squashové prúžky; varíme 2 minúty. Pridajte 1 šálku nakrájaných hroznových paradajok a ¼ lyžičky čerstvo mletého čierneho korenia; varte ešte 2 minúty alebo kým nebude tekvica chrumkavá.

DUSENÉ MORČACIE STEHNÁ S KOREŇOVOU ZELENINOU

PRÍPRAVA:30 minút varenie: 1 hodina 45 minút množstvo: 4 porcie

TOTO JE JEDNO Z TÝCH JEDÁLCHCETE UROBIŤ V SVIEŽE JESENNÉ POPOLUDNIE, KEĎ MÁTE ČAS NA PRECHÁDZKU, KÝM SA DUSÍ V RÚRE. AK VÁM CVIČENIE NEVZBUDÍ CHUŤ K JEDLU, URČITE TO UROBÍ NÁDHERNÁ VÔŇA, KEĎ PREJDETE DVERAMI.

3 lyžice olivového oleja

4 20- až 24-uncové morčacie stehná

½ lyžičky čerstvo mletého čierneho korenia

6 strúčikov cesnaku, olúpaných a rozdrvených

1½ čajovej lyžičky semien feniklu, pomliaždené

1 lyžička celého nového korenia, pomliaždené*

1½ šálky vývaru z kuracích kostí (pozrirecept) alebo kurací vývar bez pridania soli

2 vetvičky čerstvého rozmarínu

2 vetvičky čerstvého tymiánu

1 bobkový list

2 veľké cibule, ošúpané a nakrájané na 8 koliesok

6 veľkých mrkiev, olúpaných a nakrájaných na 1-palcové plátky

2 veľké repy, olúpané a nakrájané na 1-palcové kocky

2 stredné paštrnáky, olúpané a nakrájané na 1-palcové plátky**

1 koreň zeleru, olúpaný a nakrájaný na 1-palcové kúsky

1. Predhrejte rúru na 350 °F. Vo veľkej panvici zohrejte olivový olej na stredne vysokej teplote, kým sa trblieta. Pridajte 2 morčacie stehná. Varte asi 8 minút, alebo kým nie sú stehná zlatohnedé a chrumkavé zo všetkých strán, pričom sa rovnomerne zhnednú. Preneste morčacie stehná na tanier; opakujte so zvyšnými 2 morčacími nohami. Odložte bokom.

2. Pridajte korenie, cesnak, feniklové semienka a nové korenie na panvicu. Varte a miešajte na strednom ohni 1 až 2 minúty, alebo kým nezavonia. Vmiešajte vývar z kuracích kostí, rozmarín, tymian a bobkový list. Priveďte do varu a miešajte, aby ste zo spodnej časti panvice zoškrabali zhnednuté kúsky. Odstráňte panvicu z tepla a odložte.

3. V extra veľkej holandskej rúre s tesne priliehajúcim vekom skombinujte cibuľu, mrkvu, repu, paštrnák a zeler. Pridajte tekutinu z panvice; hodiť do kabáta. Do zeleninovej zmesi vtlačíme morčacie stehná. Zakryte vekom.

4. Pečte asi 1 hodinu 45 minút, alebo kým zelenina nezmäkne a morka nie je uvarená. Morčacie stehná a zeleninu podávajte vo veľkých plytkých miskách. Navrch pokvapkáme šťavou z panvice.

*Tip: Ak chcete rozdrviť semená nového korenia a feniklu, položte semená na dosku. Plochou stranou kuchárskeho noža zatlačte, aby sa semená ľahko rozdrvili.

**Tip: Z vrchnej časti paštrnáka nakrájajte veľké kúsky.

BYLINKOVÝ MORČACÍ BOCHNÍK S KARAMELIZOVANÝM CIBUĽOVÝM KEČUPOM A PEČENOU KAPUSTOU

PRÍPRAVA:15 minút varenie: 30 minút pečenie: 1 hodina 10 minút odstátie: 5 minút množstvo: 4 porcie

KLASICKÁ FAŠÍRKA S KEČUPOM URČITE ÁNOV PALEO MENU, KEĎ JE KEČUP (VIĎRECEPT) JE BEZ SOLI A PRIDANÝCH CUKROV. TU SA KEČUP MIEŠA SPOLU S KARAMELIZOVANOU CIBUĽOU, KTORÁ SA PRED PEČENÍM POUKLADÁ NA SEKANÚ.

1½ libry mletého moriaka

2 vajcia, zľahka rozšľahané

½ šálky mandľovej múky

⅓ šálky nasekanej čerstvej petržlenovej vňate

¼ šálky na tenké plátky nakrájanej cibule (2)

1 polievková lyžica nasekanej čerstvej šalvie alebo 1 čajová lyžička rozdrvenej sušenej šalvie

1 polievková lyžica nasekaného čerstvého tymiánu alebo 1 čajová lyžička sušeného tymiánu, drveného

¼ lyžičky čierneho korenia

2 lyžice olivového oleja

2 sladké cibule, rozpolené a nakrájané na tenké plátky

1 šálka Paleo kečupu (viďrecept)

1 malá hlávková kapusta, rozpolená, zbavená jadrovníka a nakrájaná na 8 koliesok

½ až 1 lyžička mletej červenej papriky

1. Predhrejte rúru na 350 °F. Vyložte veľkú panvicu na pečenie pergamenovým papierom; odložiť. Vo veľkej miske zmiešajte mletú morku, vajcia, mandľovú múčku, petržlenovú vňať, cibuľku, šalviu, tymian a čierne korenie. V pripravenom pekáči vytvarujte morčacie zmesi do bochníka s rozmermi 8 × 4 palce. Pečieme 30 minút.

2. Medzitým na karamelizovaný cibuľový kečup zohrejte vo veľkej panvici na strednom ohni 1 polievkovú lyžicu olivového oleja. Pridajte cibuľu; varte asi 5 minút, alebo kým cibuľa nezačne hnednúť, za častého miešania. Znížte teplo na stredne nízke; varte asi 25 minút alebo do zlatista a veľmi mäkké, občas premiešajte. Odstráňte z tepla; vmiešame Paleo Kečup.

3. Na morčací bochník naneste lyžicou trochu karamelizovaného cibuľového kečupu. Okolo bochníka poukladajte kolieska kapusty. Kapustu pokvapkáme zvyšnou 1 lyžicou olivového oleja; posypeme mletou červenou paprikou. Pečte asi 40 minút, alebo kým teplomer s okamžitým odčítaním vložený do stredu bochníka nezaznamená 165 °F, posypte ďalším karamelizovaným cibuľovým kečupom a po 20 minútach otočte kolieska kapusty. Pred krájaním nechajte morčací bochník 5 až 10 minút postáť.

4. Morčací bochník podávame s kolieskami kapusty a prípadným zvyšným kečupom z karamelizovanej cibule.

TURECKO POSOLE

PRÍPRAVA:20 minút grilovanie: 8 minút varenie: 16 minút množstvo: 4 porcie

POLEVY NA TEJTO HREJIVEJ POLIEVKE V MEXICKOM ŠTÝLESÚ VIAC AKO OZDOBY. KORIANDR DODÁVA VÝRAZNÚ CHUŤ, AVOKÁDO DODÁVA KRÉMOVITOSŤ – A OPEKANÉ PEPITY POSKYTUJÚ LAHODNÚ CHRUMKAVOSŤ.

8 čerstvých paradajok

1¼ až 1½ libry mletého moriaka

1 červená sladká paprika zbavená semienok a nakrájaná na tenké prúžky veľkosti sústa

½ šálky nakrájanej cibule (1 stredná)

6 strúčikov cesnaku, mletého (1 polievková lyžica)

1 polievková lyžica mexického korenia (viď recept)

2 šálky vývaru z kuracích kostí (pozri recept) alebo kurací vývar bez pridania soli

1 14,5-uncová plechovka pečených paradajok bez pridania soli, neodkvapkaná

1 čili paprička jalapeño alebo serrano zbavená semienok a mletá (pozri tip)

1 stredné avokádo, rozpolené, olúpané, zbavené semienok a nakrájané na tenké plátky

¼ šálky nesolených pepitas, opečených (pozri tip)

¼ šálky nasekaného čerstvého koriandra

Limetkové kliny

1. Predhrejte brojler. Odstráňte šupky z tomatillos a zlikvidujte ich. Tomatillos umyte a nakrájajte na polovice. Polovičky tomatillo položte na nevyhrievaný rošt na panvici na brojlery. Grilujte 4 až 5 palcov od ohňa po dobu 8 až 10 minút alebo do mierneho zuhoľnatenia, pričom v polovici grilovania raz otočte. Mierne vychladnúť na panvici na mriežke.

2. Medzitým vo veľkej panvici varte morku, sladkú papriku a cibuľu na stredne vysokej teplote 5 až 10 minút, alebo

kým morka nezhnedne a zelenina nezmäkne, pričom miešajte drevenou vareškou, aby sa mäso počas pečenia rozbilo. V prípade potreby vypustite tuk. Pridajte cesnak a mexické korenie. Varte a miešajte ešte 1 minútu.

3. V mixéri zmiešajte asi dve tretiny ohorených paradajok a 1 šálku vývaru z kuracích kostí. Prikryjeme a rozmixujeme do hladka. Pridajte do morčacej zmesi na panvici. Vmiešajte zvyšnú 1 šálku vývaru z kuracích kostí, neodkvapkané paradajky a čili papričku. Zvyšné paradajky nasekajte nahrubo; pridajte do morčacie zmesi. Priveďte do varu; znížiť teplo. Prikryjeme a dusíme 10 minút.

4. Na podávanie naberajte polievku do plytkých servírovacích misiek. Navrch dajte avokádo, pepitas a koriandr. Prejdite kolieskami limetky, aby ste ich pretlačili cez polievku.

VÝVAR Z KURACÍCH KOSTÍ

PRÍPRAVA:15 minút pečenie: 30 minút varenie: 4 hodiny chlad: cez noc: asi 10 šálok

PRE TÚ NAJČERSTVEJŠIU, NAJLEPŠIU CHUŤ – A NAJVYŠŠIUOBSAH ŽIVÍN – VO SVOJICH RECEPTOCH POUŽÍVAJTE DOMÁCI KURACÍ VÝVAR. (NEOBSAHUJE TIEŽ ŽIADNU SOĽ, KONZERVAČNÉ LÁTKY ANI PRÍSADY.) PRAŽENIE KOSTÍ PRED VARENÍM ZLEPŠUJE CHUŤ. KEĎ SA POMALY VARIA V TEKUTINE, KOSTI NAPLNIA VÝVAR MINERÁLMI, AKO JE VÁPNIK, FOSFOR, HORČÍK A DRASLÍK. NIŽŠIE UVEDENÁ VARIÁCIA POMALÉHO SPORÁKA TO UĽAHČUJE. ZMRAZTE HO V 2- A 4-HRNČEKOVÝCH NÁDOBÁCH A ROZMRAZUJTE LEN TO, ČO POTREBUJETE.

2 libry kuracie krídelká a chrbty

4 mrkvy, nakrájané

2 veľké póry, iba biele a svetlozelené časti, nakrájané na tenké plátky

2 stonky zeleru s listami, nahrubo nasekané

1 paštrnák, nahrubo nasekaný

6 veľkých vetvičiek talianskeho (plochého) petržlenu

6 vetvičiek čerstvého tymiánu

4 strúčiky cesnaku, rozpolené

2 čajové lyžičky celého čierneho korenia

2 celé klinčeky

Studená voda

1. Predhrejte rúru na 425°F. Usporiadajte kuracie krídelká a chrbty na veľký plech na pečenie; pečieme 30 až 35 minút alebo kým dobre nezhnedne.

2. Opečené kúsky kurčaťa a všetky zhnednuté kúsky nahromadené na plechu preneste do veľkého hrnca. Pridajte mrkvu, pór, zeler, paštrnák, petržlen, tymian, cesnak, korenie a klinčeky. Pridajte dostatok studenej

vody (asi 12 šálok) do veľkého hrnca na zakrytie kuracieho mäsa a zeleniny. Priveďte do varu na strednom ohni; upravte teplotu, aby sa vývar udržal na veľmi nízkej teplote, pričom bublinky len rozbíjajú povrch. Prikryjeme a dusíme 4 hodiny.

3. Horúci vývar precedíme cez veľký cedník vystlaný dvoma vrstvami vlhkej 100% bavlnenej gázy. Pevné látky zlikvidujte. Vývar prikryte a nechajte cez noc vychladnúť. Pred použitím odstráňte tukovú vrstvu z vrchu vývaru a zlikvidujte.

Tip: Na vyčistenie vývaru (voliteľné) zmiešajte v malej miske 1 vaječný bielok, 1 rozdrvenú škrupinu a ¼ šálky studenej vody. Zmes vmiešame do precedeného vývaru v hrnci. Vráťte do varu. Odstráňte z tepla; necháme 5 minút postáť. Horúci vývar precedíme cez cedník vystlaný čerstvou dvojitou vrstvou 100% bavlnenej gázy. Pred použitím ochlaďte a zbavte tuku.

Pokyny pre pomalý hrniec: Pripravte sa podľa pokynov, s výnimkou kroku 2 vložte ingrediencie do 5- až 6-litrového pomalého hrnca. Prikryte a varte na nízkej teplote 12 až 14 hodín. Pokračujte podľa pokynov v kroku 3. Pripraví sa asi 10 šálok.

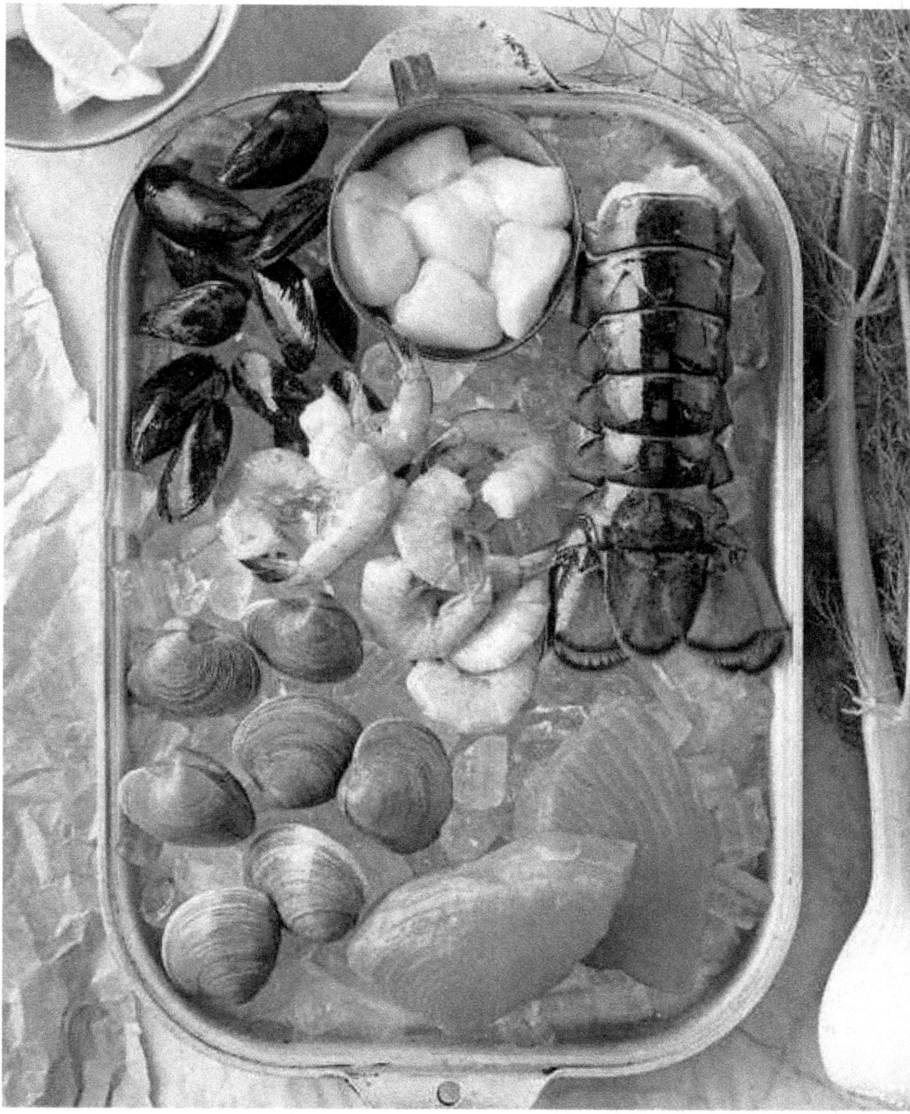

ZELENÝ LOSOS HARISSA

PRÍPRAVA:25 minút pečenie: 10 minút grilovanie: 8 minút množstvo: 4 porcieFOTOGRAFIU

POUŽÍVA SA ŠTANDARDNÁ ŠKRABKA NA ZELENINUNA OHOLENIE ČERSTVEJ SUROVEJ ŠPARGLE NA TENKÉ STUŽKY DO ŠALÁTU. POSYPANÉ JASNÝM CITRUSOVÝM VINAIGRETTOM (POZRIRECEPT) A DOPLNENÁ ÚDENÝMI OPEČENÝMI SLNEČNICOVÝMI SEMIENKAMI JE OSVIEŽUJÚCA PRÍLOHA K LOSOSOVI A PIKANTNEJ ZELENEJ BYLINKOVEJ OMÁČKE.

LOSOS

4 6- až 8-uncové čerstvé alebo mrazené filety lososa bez kože, hrubé asi 1 palec

Olivový olej

HARISSA

1½ čajovej lyžičky rascových semien

1½ lyžičky koriandrových semienok

1 šálka tesne zabalených čerstvých petržlenových listov

1 šálka nahrubo nasekaného čerstvého koriandra (listy a stonky)

2 jalapeños, zbavené semienok a nahrubo nasekané (pozritip)

1 cibuľka, nakrájaná

2 strúčiky cesnaku

1 lyžička jemne nastrúhanej citrónovej kôry

2 lyžice čerstvej citrónovej šťavy

⅓ šálky olivového oleja

KORENENÉ SLNEČNICOVÉ SEMIENKA

⅓ šálky surových slnečnicových semienok

1 lyžička olivového oleja

1 lyžička údeného korenia (viďrecept)

ŠALÁT

12 veľkých špargľových špargli, orezaných (asi 1 libra)

⅓ šálky Bright Citrus Vinaigrette (pozri recept)

1. Rozmrazte ryby, ak sú zmrazené; osušte papierovými utierkami. Obidve strany ryby jemne potrieme olivovým olejom. Odložte bokom.

2. Pre harissu na malej panvici opekajte rasce a koriandrové semienka na stredne nízkej teplote 3 až 4 minúty alebo kým nebudú jemne opečené a voňavé. V kuchynskom robote skombinujte opečenú rascu a koriandrové semienka, petržlenovú vňať, koriandr, jalapeňos, cibuľku, cesnak, citrónovú kôru, citrónovú šťavu a olivový olej. Spracujte do hladka. Odložte bokom.

3. Pre korenené slnečnicové semienka predhrejte rúru na 300°F. Plech vystelieme papierom na pečenie; odložiť. V malej miske zmiešajte slnečnicové semienka a 1 lyžičku olivového oleja. Semená posypte Smoky Korením; premiešajte, aby sa obalil. Slnečnicové semienka rovnomerne rozložte na pergamenový papier. Pečte asi 10 minút alebo do zľahka opečeného.

4. Pri grile na drevené uhlie alebo plynovom grile položte lososa na vymastený grilovací rošt priamo na strednom ohni. Prikryte a grilujte 8 až 12 minút alebo dovtedy, kým sa ryba pri skúšaní vidličkou nezačne šúpať, v polovici grilovania ju raz otočte.

5. Medzitým na šalát pomocou škrabky na zeleninu ostrihajte špargľu na dlhé tenké stužky. Preneste na tanier alebo strednú misku. (Hroty sa odlomia, keď budú oštepy tenšie; pridajte ich na tanier alebo do misky.) Oholené oštepy pokvapkajte jasným citrusovým vinaigrettom. Posypeme okorenenými slnečnicovými semienkami.

6. Na servírovanie položte filé na každý zo štyroch tanierov; na každé filé naneste trochu zelenej harissy. Podávame so šalátom zo špargle.

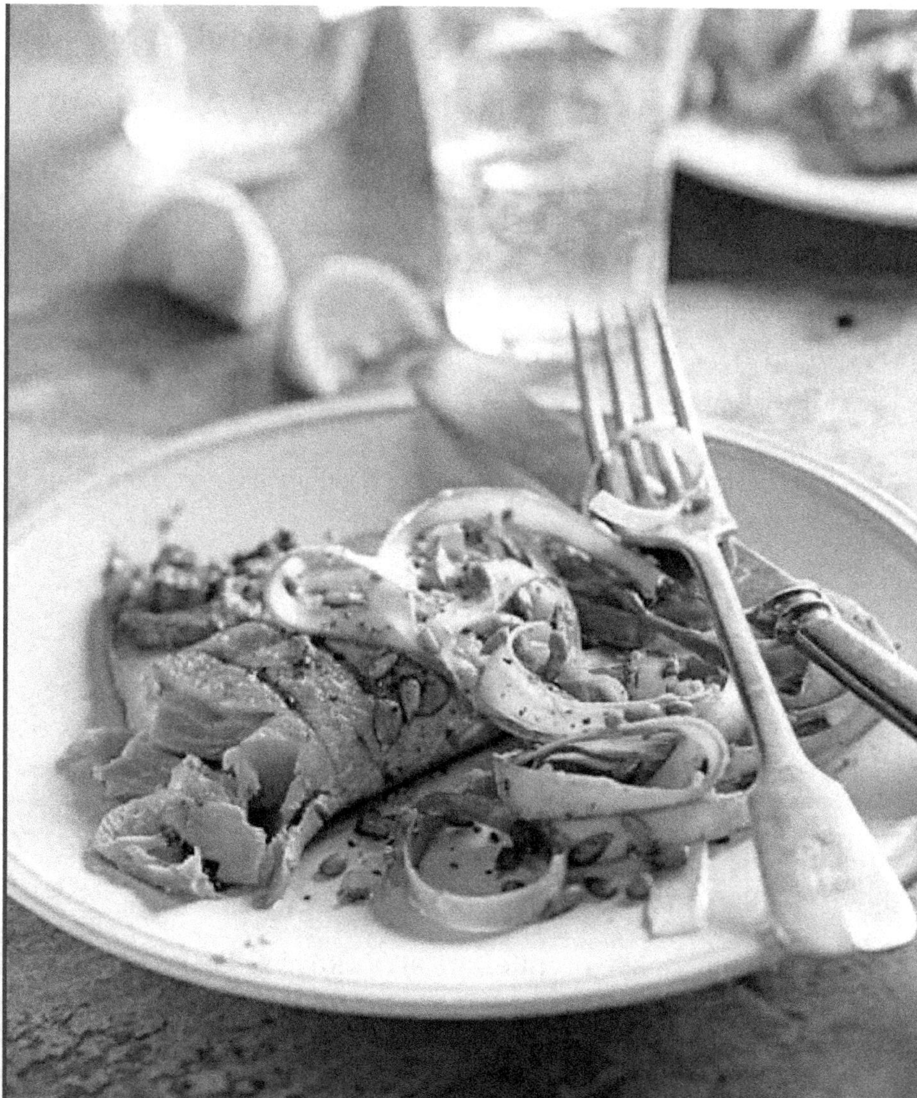

GRILOVANÝ LOSOS S MARINOVANÝM ARTIČOKOVÝM SRDCOVÝM ŠALÁTOM

PRÍPRAVA:20 minút grilovanie: 12 minút vyrobí: 4 porcie

ČASTO SÚ TO NAJLEPŠIE NÁSTROJE NA HÁDZANIE ŠALÁTUSÚ TVOJE RUKY. JEMNÉ ŠALÁTY A GRILOVANÉ ARTIČOKY ROVNOMERNE ZAPRACUJTE DO TOHTO ŠALÁTU NAJLEPŠIE ČISTÝMI RUKAMI.

4 6-uncové čerstvé alebo mrazené filety lososa

1 9-uncové balenie mrazených artičokových sŕdc, rozmrazené a scedené

5 lyžíc olivového oleja

2 lyžice mletej šalotky

1 lyžica jemne nastrúhanej citrónovej kôry

¼ šálky čerstvej citrónovej šťavy

3 polievkové lyžice nasekaného čerstvého oregana

½ lyžičky čerstvo mletého čierneho korenia

1 polievková lyžica stredomorského korenia (pozrirecept)

1 5-uncové balenie zmiešaných detských šalátov

1. Rozmrazte ryby, ak sú zmrazené. Opláchnite ryby; osušte papierovými utierkami. Rybu odložte.

2. V strednej miske premiešajte artičokové srdiečka s 2 lyžicami olivového oleja; odložiť. Vo veľkej miske zmiešajte 2 polievkové lyžice olivového oleja, šalotku, citrónovú kôru, citrónovú šťavu a oregano; odložiť.

3. Pri grile na drevené uhlie alebo plynovom grile vložte srdiečka artičokov do grilovacieho koša a grilujte priamo na stredne vysokej teplote. Zakryte a grilujte 6 až 8 minút, alebo kým pekne nezuhoľnatejú a neprehrievajú sa, za častého miešania. Odstráňte artičoky z grilu. Nechajte 5

minút vychladnúť, potom pridajte artičoky do šalotkovej zmesi. Dochutíme korením; hodiť do kabáta. Odložte bokom.

4. Lososa potrite zvyšnou 1 lyžicou olivového oleja; posypeme stredomorským korením. Lososa položte na grilovací rošt, ochutenou stranou nadol, priamo na stredne vysokú teplotu. Prikryte a grilujte 6 až 8 minút alebo kým sa ryba pri testovaní vidličkou nezačne šúpať, v polovici grilovania ju opatrne otočte.

5. Pridajte šaláty do misy s marinovanými artičokmi; jemne prehodiť na kabát. Šalát podávame s grilovaným lososom.

BLESKOVO PEČENÝ ČILSKO-ŠALVIOVÝ LOSOS SO SALSOU ZO ZELENÝCH PARADAJOK

PRÍPRAVA:35 minút chlad: 2 až 4 hodiny pečenie: 10 minút vyrobí: 4 porcie

„FLASH-PRAŽENIE" SA VZŤAHUJE NA TECHNIKUZOHRIAŤ SUCHÚ PANVICU V RÚRE NA VYSOKÚ TEPLOTU, PRIDAŤ TROCHU OLEJA A RYBY, KURACIE MÄSO ALEBO MÄSO (PRSKÁ TO!), POTOM DOKONČIŤ JEDLO V RÚRE. BLESKOVÉ PRAŽENIE SKRACUJE ČAS VARENIA A VYTVÁRA LAHODNE CHRUMKAVÚ KÔRKU NA VONKAJŠEJ STRANE A ŠŤAVNATÝ A VOŇAVÝ INTERIÉR.

LOSOS

4 5- až 6-uncové čerstvé alebo mrazené filety lososa

3 lyžice olivového oleja

¼ šálky jemne nakrájanej cibule

2 strúčiky cesnaku, olúpané a nakrájané na plátky

1 lyžica mletého koriandra

1 lyžička mletého kmínu

2 lyžičky sladkej papriky

1 lyžička sušeného oregana, drveného

¼ lyžičky kajenského korenia

⅓ šálky čerstvej limetkovej šťavy

1 polievková lyžica nasekanej čerstvej šalvie

SALSA ZO ZELENÝCH PARADAJOK

1½ šálky pevných zelených paradajok nakrájaných na kocky

⅓ šálky jemne nakrájanej červenej cibule

2 polievkové lyžice nasekaného čerstvého koriandra

1 jalapeño, semienkami a mletým (pozritip)

1 strúčik cesnaku, mletý

½ lyžičky mletého kmínu

¼ lyžičky čili prášku

2 až 3 lyžice čerstvej limetkovej šťavy

1. Rozmrazte ryby, ak sú zmrazené. Opláchnite ryby; osušte papierovými utierkami. Rybu odložte.

2. Pre čili-šalviovú pastu zmiešajte v malom hrnci 1 lyžicu olivového oleja, cibuľu a cesnak. Varte na miernom ohni 1 až 2 minúty alebo kým nezavonia. Vmiešajte koriander a rascu; varíme a miešame 1 minútu. Vmiešajte papriku, oregano a kajenské korenie; varíme a miešame 1 minútu. Pridajte limetkovú šťavu a šalviu; varte a miešajte asi 3 minúty alebo len dovtedy, kým sa nevytvorí hladká pasta; v pohode.

3. Pomocou prstov natrieme obe strany filé čili-šalviovou pastou. Vložte rybu do sklenenej alebo nereaktívnej misky; pevne prikryte plastovým obalom. Dajte na 2 až 4 hodiny do chladničky.

4. Medzitým na salsu v strednej miske kombinujte paradajky, cibuľu, koriandr, jalapeňo, cesnak, rascu a čili prášok. Dobre premiešame, aby sa premiešalo. Pokvapkáme limetkovou šťavou; hodiť do kabáta.

4. Pomocou gumenej špachtle zoškrabte z lososa toľko pasty, koľko sa len dá. Zlikvidujte pastu.

5. Do rúry vložte extra veľkú liatinovú panvicu. Zapnite rúru na 500 ° F. Predhrejte rúru s panvicou v nej.

6. Vyberte horúcu panvicu z rúry. Do panvice nalejte 1 lyžicu olivového oleja. Vyklopte panvicu, aby ste pokryli spodok panvice olejom. Vložte filety do panvice kožou nadol. Vrchy filé potrieme zvyšnou 1 lyžicou olivového oleja.

7. Lososa opekáme asi 10 minút, alebo kým sa ryba pri skúšaní vidličkou nezačne šúpať. Podávajte ryby so salsou.

PECENÝ LOSOS A SPARGLA V PAPILOTE S CITRONOVO-LIESKOVO-ORIESKOVÝM PESTOM

PRIPRAVA:20 minút pečenie: 17 minút vyrobí: 4 porcie

VARENIE „EN PAPILOTE" JEDNODUCHO ZNAMENA VARENIE NA PAPIERI.JE TO KRASNY SPOSOB VARENIA Z MNOHÝCH DOVODOV. RYBY A ZELENINA SA VO VNUTRI BALICKA S PERGAMENOM ZAPARIA, UZATVORIA V SEBE STAVU, CHUT A ZIVINY – A NIE SU TAM ZIADNE HRNCE A PANVICE, KTORE BY STE POTOM MOHLI UMÝVAT.

4 6-uncové čerstvé alebo mrazené filety lososa

1 šálka ľahko zabalených listov čerstvej bazalky

1 šálka ľahko zabalenej čerstvej petržlenovej vňate

½ šálky lieskových orechov, opražených*

5 lyžíc olivového oleja

1 lyžička jemne nastrúhanej citrónovej kôry

2 lyžice čerstvej citrónovej šťavy

1 strúčik cesnaku, nasekaný

1 libra štíhlej špargle, orezaná

4 lyžice suchého bieleho vína

1. Rozmrazte lososa, ak je zmrazený. Opláchnite ryby; osušte papierovými utierkami. Predhrejte rúru na 400 °F.

2. Na pesto zmiešajte v mixéri alebo kuchynskom robote bazalku, petržlen, lieskové orechy, olivový olej, citrónovú kôru, citrónovú šťavu a cesnak. Zakryte a rozmixujte alebo spracujte do hladka; odložiť.

3. Vystrihnite štyri 12-palcové štvorce pergamenového papiera. Pre každý balíček položte filet z lososa do stredu pergamenového štvorca. Navrch položte jednu štvrtinu špargle a 2 až 3 polievkové lyžice pesta; podlejeme 1 lyžicou vína. Zdvihnite dve protiľahlé strany pergamenového papiera a niekoľkokrát ich preložte cez rybu. Preložte konce pergamenu na utesnenie. Opakujte, aby ste vytvorili ďalšie tri balíčky.

4. Pečte 17 až 19 minút alebo kým sa ryba pri testovaní vidličkou nezačne šúpať (opatrne otvorte balíček, aby ste skontrolovali prepečenie).

*Tip: Ak chcete opekať lieskové orechy, predhrejte rúru na 350 °F. Orechy rozložte v jednej vrstve v plytkej pekáči. Pečte 8 až 10 minút alebo do zľahka opečeného chleba, pričom raz premiešajte, aby sa opekali rovnomerne. Orechy mierne ochlaďte. Položte teplé orechy na čistú kuchynskú utierku; pretrite uterákom, aby ste odstránili uvoľnené šupky.

OKORENENÝ STRUHANÝ LOSOS S HUBOVO-JABLKOVOU PANVICOVOU OMACKOU

OD ZACIATKU DO KONCA:40 minút vyrobí: 4 porcie

CELÝ TENTO FILET Z LOSOSAPOSYPANÝ ZMESOU RESTOVANÝCH SAMPINONOV, SALOTKY, PLATKAMI JABLK S CERVENOU SUPKOU – A PODAVANÝ NA LOZKU Z JASNE ZELENEHO SPENATU – VYTVARA POSOBIVE JEDLO, KTORE SA PODAVA HOSTOM.

1 1½-libra čerstvého alebo mrazeného celého filé z lososa, s kožou

1 čajová lyžička feniklových semienok, jemne rozdrvených*

½ lyžičky sušenej šalvie, drvenej

½ lyžičky mletého koriandra

¼ lyžičky suchej horčice

¼ lyžičky čierneho korenia

2 lyžice olivového oleja

1½ šálky čerstvých krémových húb, nakrájaných na štvrtiny

1 stredná šalotka, nakrájaná na veľmi tenké plátky

1 malé varené jablko, nakrájané na štvrtiny, zbavené jadrovníkov a nakrájané na tenké plátky

¼ šálky suchého bieleho vína

4 šálky čerstvého špenátu

Malé vetvičky čerstvej šalvie (voliteľné)

1. Rozmrazte lososa, ak je zmrazený. Predhrejte rúru na 425 ° F. Veľký plech vyložte papierom na pečenie; odložiť. Opláchnite ryby; osušte papierovými utierkami. Lososa položte kožou nadol na pripravený plech. V malej miske kombinujte semienka feniklu, ½ lyžičky sušenej šalvie, koriandra, horčice a korenia. Posypte rovnomerne lososa; votrite prstami.

2. Zmerajte hrúbku rýb. Lososa opekajte 4 až 6 minút na hrúbku ½ palca, alebo kým sa ryba pri testovaní vidličkou nezačne šúpať.

3. Medzitým na omáčku na panvici zohrejte olivový olej na strednom ohni. Pridajte huby a šalotku; varte 6 až 8 minút, alebo kým huby nezmäknú a nezačnú hnednúť, za občasného miešania. Pridajte jablko; prikryte a varte a miešajte ďalšie 4 minúty. Opatrne pridajte víno. Varte odokryté 2 až 3 minúty alebo kým plátky jabĺk nezmäknú. Pomocou štrbinovej lyžice preneste hubovú zmes do strednej misky; prikryte, aby ste zostali v teple.

4. Na tej istej panvici varte špenát za stáleho miešania 1 minútu alebo kým špenát nezvädne. Rozdeľte špenát na štyri servírovacie taniere. Filet z lososa nakrájajte na štyri rovnaké časti, pričom nakrájajte na kožu, ale nie cez ňu. Pomocou veľkej špachtle zdvihnite porcie lososa z kože; na každý tanier položíme jednu porciu lososa na špenát. Na lososa rovnomerne nanášame hubovú zmes. Ak chcete, ozdobte čerstvou šalviou.

*Tip: Pomocou mažiara alebo mlynčeka na korenie jemne rozdrvte semienka feniklu.

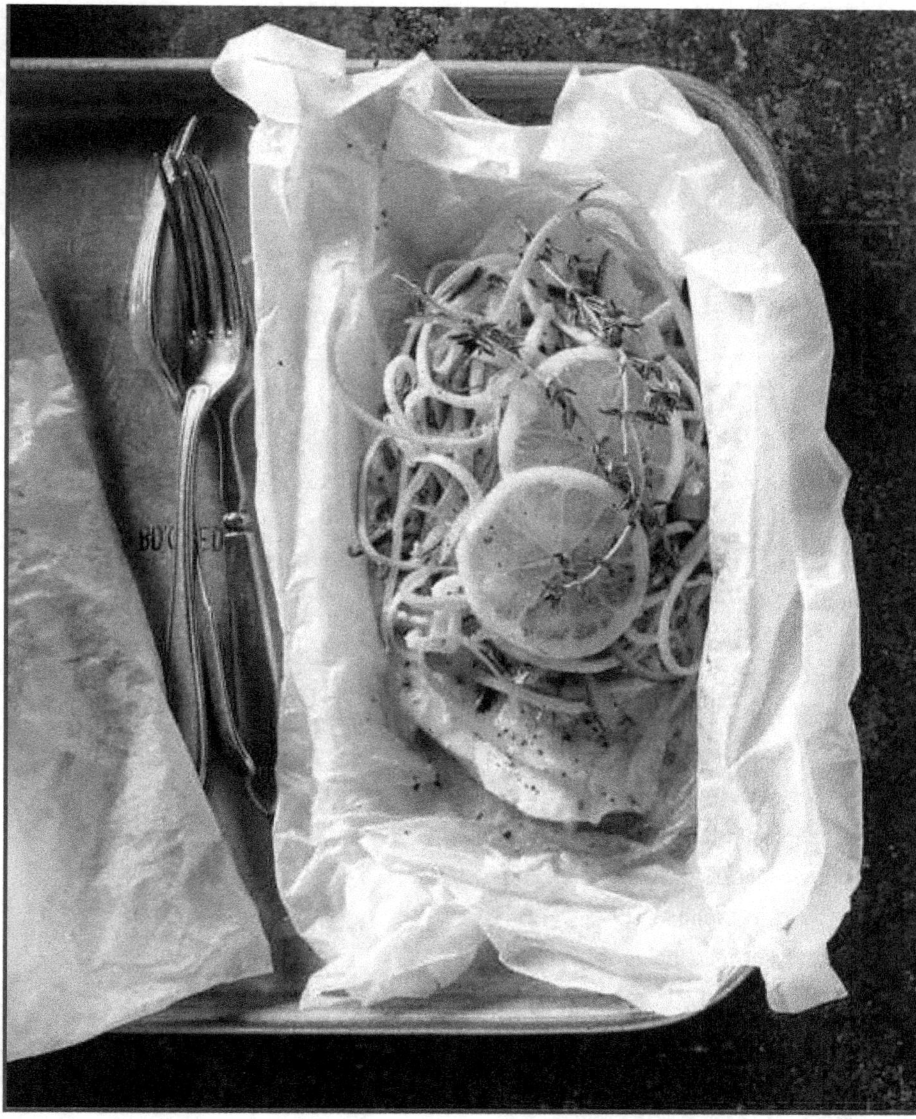

SOLE EN PAPILLOTE SO ZELENINOU JULIENNE

PRÍPRAVA:30 minút pečenie: 12 minút vyrobí: 4 porcieFOTOGRAFIU

URČITE MÔŽETE JULIENNE ZELENINUS DOBRÝM OSTRÝM KUCHÁRSKYM NOŽOM, ALE JE TO ČASOVO VEĽMI NÁROČNÉ. ŠKRABKA JULIENNE (POZRI"VYBAVENIE") UMOŽŇUJE RÝCHLU PRÁCU PRI VYTVÁRANÍ DLHÝCH, TENKÝCH, ROVNOMERNE TVAROVANÝCH PÁSIKOV ZELENINY.

4 6-uncový čerstvý alebo mrazený morský jazyk, platesa alebo iné pevné filé z bielej ryby

1 cuketa, julienne rez

1 veľká mrkva, julienne rez

½ červenej cibule, nakrájané julienne

2 rímske paradajky zbavené semienok a nakrájané nadrobno

2 strúčiky cesnaku, mleté

1 lyžica olivového oleja

½ lyžičky čierneho korenia

1 citrón, nakrájaný na 8 tenkých plátkov, semená zbavené

8 vetvičiek čerstvého tymiánu

4 lyžice olivového oleja

¼ šálky suchého bieleho vína

1. Rozmrazte ryby, ak sú zmrazené. Predhrejte rúru na 375 ° F. Vo veľkej miske kombinujte cuketu, mrkvu, cibuľu, paradajky a cesnak. Pridajte 1 polievkovú lyžicu olivového oleja a ¼ čajovej lyžičky korenia; dobre premiešať. Zeleninu odložte.

2. Vystrihnite štyri 14-palcové štvorce pergamenového papiera. Opláchnite ryby; osušte papierovými utierkami. Do stredu každého štvorca položte filet. Posypte zvyšnou

¼ lyžičky korenia. Na filé položte zeleninu, plátky citróna a vetvičky tymiánu a rovnomerne ich rozdeľte. Každý stoh pokvapkáme 1 lyžičkou olivového oleja a 1 lyžicou bieleho vína.

3. Pracujte s jedným balíčkom naraz, zdvihnite dve protiľahlé strany pergamenového papiera a niekoľkokrát ich preložte cez rybu. Preložte konce pergamenu na utesnenie.

4. Rozložte balíčky na veľký plech. Pečieme asi 12 minút, alebo kým sa ryba pri skúšaní vidličkou nezačne šúpať (opatrne otvorte balíček, aby ste skontrolovali prepečenie).

5. Pri podávaní položte každý balíček na tanier; opatrne otvárajte balíčky.

RYBIE TACOS Z RUKOLY PESTO S UDENÝM LIMETKOVÝM KREMOM

PRIPRAVA:30 minút grilovania: 4 až 6 minút na hrúbku ½ palca tvorí: 6 porcií

PODOSVU MOZETE NAHRADIT TRESKOU— LEN NIE TILAPIA. TILAPIA JE BOHUZIAL JEDNOU Z NAJHORSICH MOZNOSTI PRE RYBY. JE TAKMER VSEOBECNE CHOVANA NA FARMACH A CASTO V HROZNÝCH PODMIENKACH - TAKZE HOCI JE TILAPIA TAKMER VSADEPRITOMNA, TREBA SA JEJ VYHNUT.

4 4- až 5-uncové čerstvé alebo mrazené filety z morského jazyka, hrubé asi ½ palca

1 recept na rukolové pesto (pozrirecept)

½ šálky kešu krému (pozrirecept)

1 lyžička údeného korenia (viďrecept)

½ lyžičky jemne nasekanej limetkovej kôry

12 listov maslového šalátu

1 zrelé avokádo, rozpolené, zbavené semienok, olúpané a nakrájané na tenké plátky

1 šálka nakrájaných paradajok

¼ šálky nasekaného čerstvého koriandra

1 limetka, nakrájaná na mesiačiky

1. Rozmrazte ryby, ak sú zmrazené. Opláchnite ryby; osušte papierovými utierkami. Rybu odložte.

2. Potrieme trochou rukolového pesta z oboch strán ryby.

3. Pri grile na drevené uhlie alebo plynovom grile položte ryby na vymastený rošt priamo na strednom ohni. Prikryte a grilujte 4 až 6 minút alebo dovtedy, kým sa ryba pri skúšaní vidličkou nezačne šúpať, pričom ju v polovici grilovania raz otočte.

4. Medzitým na Smoky Lime Cream v malej miske zmiešajte kešu smotanu, údené korenie a limetkovú kôru.

5. Pomocou vidličky nakrájajte ryby na kúsky. Naplňte listy maslovníka rybami, plátkami avokáda a paradajkami; posypeme koriandrom. Tacos pokvapkáme Smoky Lime Cream. Podávame s plátkami limetky, ktoré pretlačíme na tacos.

PODOSVA S MANDLOVOU KRUSTOU

PRIPRAVA:15 minút varenie: 3 minúty vyrobí: 2 porcie

STACI TROCHA MANDLOVEJ MUKYVYTVARA PRIJEMNU KORKU NA TEJTO MIMORIADNE RÝCHLO UVARENEJ RYBE VYPRAZANEJ NA PANVICI PODAVANEJ SO SMOTANOVOU MAJONEZOU A STIPKOU CERSTVEHO CITRONA.

12 uncí čerstvého alebo mrazeného filé z morského jazyka

1 polievková lyžica citrónovo-bylinkového korenia (viď<u>recept</u>)

¼ až ½ lyžičky čierneho korenia

⅓ šálky mandľovej múky

2 až 3 lyžice olivového oleja

¼ šálky Paleo Mayo (pozri<u>recept</u>)

1 lyžička nasekaného čerstvého kôpru

Kliny citróna

1. Rozmrazte ryby, ak sú zmrazené. Opláchnite ryby; osušte papierovými utierkami. V malej miske zmiešame citrónovo-bylinkové korenie a korenie. Obidve strany filé natrieme korením a jemne pritlačíme, aby priľnuli. Na veľký tanier rozprestrite mandľovú múku. Jednu stranu každého filé posypte mandľovou múkou a jemne zatlačte, aby priľnula.

2. Vo veľkej panvici rozohrejte dostatok oleja na pokrytie panvy na stredne vysokej teplote. Pridajte rybu obalenou stranou nadol. Varte 2 minúty. Rybu opatrne otočte; varte ešte asi 1 minútu, alebo kým sa ryba pri skúšaní vidličkou nezačne šúpať.

3. Na omáčku zmiešajte v malej miske Paleo Mayo a kôpor. Rybu podávame s omáčkou a kolieskami citróna.

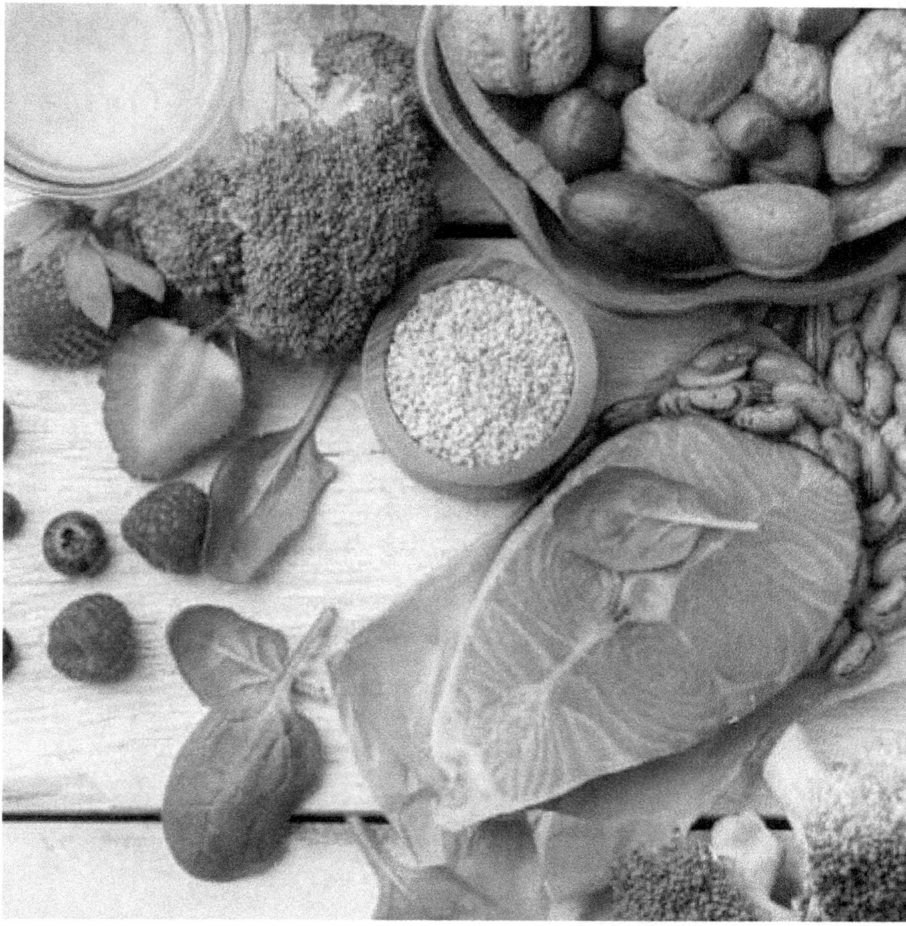

GRILOVANÁ TRESKA A CUKETOVÉ BALÍČKY S PIKANTNOU MANGOVO-BAZALKOVOU OMÁČKOU

PRÍPRAVA:20 minút grilovanie: 6 minút vyrobí: 4 porcie

1 až 1 ½ libry čerstvej alebo mrazenej tresky s hrúbkou ½ až 1 palca

4 kusy s dĺžkou 24 palcov a šírkou 12 palcov

1 stredná cuketa, nakrájaná na pásiky julienne

Citrónovo-bylinkové korenie (viďrecept)

¼ šálky Chipotle Paleo Mayo (pozrirecept)

1 až 2 polievkové lyžice prelisovaného zrelého manga*

1 lyžica čerstvej limetkovej alebo citrónovej šťavy alebo octu z ryžového vína

2 polievkové lyžice nasekanej čerstvej bazalky

1. Rozmrazte ryby, ak sú zmrazené. Opláchnite ryby; osušte papierovými utierkami. Rybu nakrájajte na štyri kusy veľkosti porcie.

2. Zložte každý kus fólie na polovicu, aby ste vytvorili štvorec s dvojnásobnou hrúbkou 12 palcov. Umiestnite jednu porciu ryby do stredu fóliového štvorca. Navrch poukladáme jednu štvrtinu cukety. Posypeme citrónovo-bylinkovým korením. Zdvihnite dve protiľahlé strany fólie a niekoľkokrát preložte cez cuketu a ryby. Preložte konce fólie. Opakujte, aby ste vytvorili ďalšie tri balíčky. Na omáčku zmiešajte v malej miske Chipotle Paleo Mayo, mango, limetkovú šťavu a bazalku; odložiť.

3. Pri grile na drevené uhlie alebo plynovom grile položte balíčky na naolejovaný grilovací rošt priamo na strednom ohni. Prikryte a grilujte 6 až 9 minút alebo dovtedy, kým sa ryba pri testovaní vidličkou nezačne šúpať a cuketa

bude chrumkavá (opatrne otvorte balíček, aby ste vyskúšali pripravenosť). Počas grilovania balíčky neotáčajte. Doplňte každú porciu omáčkou.

*Tip: Pre mangové pyré zmiešajte v mixéri ¼ šálky nasekaného manga a 1 polievkovú lyžicu vody. Prikryjeme a rozmixujeme do hladka. Pridajte zvyšné pyré z manga do smoothie.

RIZLINGOVO-POŠÍROVANÁ TRESKA S PARADAJKAMI PLNENÝMI PESTOM

PRÍPRAVA:30 minút varenie: 10 minút vyrobí: 4 porcie

1 až 1½ libry čerstvých alebo mrazených filé z tresky, hrubé asi 1 palec

4 rómske paradajky

3 lyžice bazalkového pesta (viď recept)

¼ lyžičky mletého čierneho korenia

1 šálka suchého rizlingu alebo Sauvignon Blanc

1 vetvička čerstvého tymiánu alebo ½ čajovej lyžičky sušeného tymiánu, drveného

1 bobkový list

½ šálky vody

2 lyžice nasekanej cibuľky

Kliny citróna

1. Rozmrazte ryby, ak sú zmrazené. Paradajky rozrežte vodorovne na polovicu. Vyberte semienka a časť dužiny. (Ak je potrebné, aby paradajka sedela naplocho, odrežte koniec veľmi tenkým plátkom, pričom dávajte pozor, aby ste na dne paradajky neurobili dieru.) Do každej polovice paradajky nalejte trochu pesta; posypeme mletým korením; odložiť.

2. Opláchnite ryby; osušte papierovými utierkami. Rybu nakrájajte na štyri kusy. Umiestnite parný kôš do veľkej panvice s tesne priliehajúcim vekom. Pridajte asi ½ palca vody do panvice. Priveďte do varu; znížiť teplo na stredné. Pridajte paradajky odrezanými stranami nahor do košíka. Prikryjeme a dusíme 2 až 3 minúty alebo kým sa nezohreje.

3. Odstráňte paradajky na tanier; prikryte, aby ste zostali v teple. Vyberte parný kôš z panvice; vypustiť vodu. Pridajte

víno, tymian, bobkový list a ½ šálky vody na panvicu. Priveďte do varu; znížte teplo na stredne nízke. Pridajte ryby a cibuľku. Varte prikryté 8 až 10 minút, alebo kým sa ryba pri skúšaní vidličkou nezačne šúpať.

4. Rybu pokvapkáme trochou tekutiny na pytliactvo. Rybu podávajte s paradajkami plnenými pestom a kolieskami citróna.

GRILOVANÁ TRESKA S PISTÁCIOVOU A KORIANDROVOU KRUSTOU NA ŠTIEPANÝCH SLADKÝCH ZEMIAKOCH

PRÍPRAVA:20 minút varenie: 10 minút grilovanie: 4 až 6 minút na hrúbku ½ palca, 4 porcie

1 až 1½ libry čerstvej alebo mrazenej tresky

Olivový olej alebo rafinovaný kokosový olej

2 polievkové lyžice mletých pistácií, pekanových orechov alebo mandlí

1 vaječný bielok

½ lyžičky jemne nastrúhanej citrónovej kôry

1½ libry sladkých zemiakov, olúpaných a nakrájaných na kúsky

2 strúčiky cesnaku

1 lyžica kokosového oleja

1 lyžica strúhaného čerstvého zázvoru

½ lyžičky mletého kmínu

¼ šálky kokosového mlieka (napríklad Nature's Way)

4 čajové lyžičky koriandrového pesta alebo bazalkového pesta (pozrirecepty)

1. Rozmrazte ryby, ak sú zmrazené. Predhrejte brojlera. Olejový stojan na panvicu na brojlery. V malej miske zmiešajte mleté orechy, vaječný bielok a citrónovú kôru; odložiť.

2. Na rozdrvené sladké zemiaky uvarte v strednom hrnci sladké zemiaky a cesnak v dostatočnom množstve vriacej vody, aby boli zakryté 10 až 15 minút alebo kým nezmäknú. Vypustiť; vráťte sladké zemiaky a cesnak do hrnca. Pomocou mačkača na zemiaky roztlačte sladké zemiaky. Vmiešame 1 lyžicu kokosového oleja, zázvor a rascu. Maste v kokosovom mlieku, kým nebude svetlá a nadýchaná.

3. Opláchnite ryby; osušte papierovými utierkami. Rybu nakrájajte na štyri kusy a položte na pripravený nevyhrievaný stojan na panvici na brojlery. Zastrčte pod akékoľvek tenké okraje. Každý kúsok potrieme koriandrovým pestom. Na pesto nanesieme lyžicu orechovej zmesi a jemne rozotrieme. Grilujte rybu 4 palce od ohňa 4 až 6 minút na ½ palca hrúbky, alebo kým sa ryba pri testovaní vidličkou nezačne šúpať, pričom počas grilovania prikryte fóliou, ak povlak začne horieť. Podávajte ryby so sladkými zemiakmi.

ROZMARÍNOVO-MANDARÍNKOVÁ TRESKA S PEČENOU BROKOLICOU

PRÍPRAVA:15 minút marinovať: do 30 minút piecť: 12 minút vyrobí: 4 porcie

1 až 1½ libry čerstvej alebo mrazenej tresky

1 čajová lyžička jemne nastrúhanej kôry z mandarínky

½ šálky čerstvej mandarínkovej alebo pomarančovej šťavy

4 lyžice olivového oleja

2 lyžičky nasekaného čerstvého rozmarínu

¼ až ½ lyžičky mletého čierneho korenia

1 čajová lyžička jemne nastrúhanej kôry z mandarínky

3 šálky ružičiek brokolice

¼ lyžičky mletej červenej papriky

Plátky mandarínky, semená odstránené

1. Predhrejte rúru na 450 °F. Rozmrazte ryby, ak sú zmrazené. Opláchnite ryby; osušte papierovými utierkami. Rybu nakrájajte na štyri kusy veľkosti porcie. Zmerajte hrúbku rýb. V plytkej miske zmiešajte kôru z mandarínky, šťavu z mandarínky, 2 polievkové lyžice olivového oleja, rozmarín a čierne korenie; pridajte rybu. Zakryte a nechajte marinovať v chladničke až 30 minút.

2. Do veľkej misy premiešajte brokolicu so zvyšnými 2 lyžicami olivového oleja a drvenou červenou paprikou. Vložte do 2-litrovej zapekacej misy.

3. Plytký pekáč zľahka potrieme olivovým olejom. Rybu scedíme, marinádu si necháme. Vložte rybu do panvice a zasuňte ju pod tenké okraje. Vložte rybu a brokolicu do rúry. Pečte brokolicu 12 až 15 minút alebo do chrumkava, pričom v polovici varenia raz premiešajte. Rybu pečieme 4

až 6 minút na ½ palca hrúbky ryby, alebo kým sa ryba pri testovaní vidličkou nezačne šúpať.

4. V malom hrnci priveďte rezervovanú marinádu do varu; varíme 2 minúty. Uvarenú rybu pokvapkáme marinádou. Rybu podávame s plátkami brokolice a mandarínky.

ŠALÁTOVÉ ZÁBALY NA KARI S NAKLADANÝMI REĎKOVKAMI

PRÍPRAVA:20 minút odstáť: 20 minút variť: 6 minút vyrobiť: 4 porcieFOTOGRAFIU

1 libra čerstvých alebo mrazených filé z tresky

6 reďkoviek, nahrubo nastrúhaných

6 až 7 lyžíc jablčného octu

½ lyžičky mletej červenej papriky

2 lyžice nerafinovaného kokosového oleja

¼ šálky mandľového masla

1 strúčik cesnaku, mletý

2 čajové lyžičky jemne nastrúhaného zázvoru

2 lyžice olivového oleja

1½ až 2 čajové lyžičky kari bez pridania soli

4 až 8 listov maslového šalátu alebo listov listového šalátu

1 červená sladká paprika, nakrájaná na prúžky julienne

2 polievkové lyžice nasekaného čerstvého koriandra

1. Rozmrazte ryby, ak sú zmrazené. V strednej miske zmiešajte reďkovky, 4 polievkové lyžice octu a ¼ čajovej lyžičky drvenej červenej papriky; za občasného miešania necháme 20 minút postáť.

2. Na omáčku s mandľovým maslom rozpustite v malom hrnci kokosový olej na miernom ohni. Vmiešame mandľové maslo do hladka. Vmiešajte cesnak, zázvor a zvyšnú ¼ lyžičky drvenej červenej papriky. Odstráňte z tepla. Pridajte zvyšné 2 až 3 polievkové lyžice jablčného octu a miešajte do hladka; odložiť. (Po pridaní octu omáčka mierne zhustne.)

3. Opláchnite ryby; osušte papierovými utierkami. Vo veľkej panvici zohrejte olivový olej a kari na strednom ohni.

Pridajte ryby; varte 3 až 6 minút alebo dovtedy, kým sa ryba pri skúšaní vidličkou nezačne šúpať, v polovici varenia raz otočte. Pomocou dvoch vidličiek nahrubo nastrúhajte rybu.

4. Sceďte reďkovky; zlikvidujte marinádu. Do každého listu hlávkového šalátu lyžicou vložíme časť rýb, prúžky sladkej papriky, zmes reďkoviek a mandľovú omáčku. Posypeme koriandrom. Omotajte list okolo plnky. Ak chcete, zaistite zábaly drevenými špáradlami.

PEČENÁ TRESKA JEDNOŠKVRNNÁ S CITRÓNOM A FENIKLOM

PRÍPRAVA:25 minút pečenie: 50 minút množstvo: 4 porcie

TRESKA JEDNOŠKVRNNÁ, TRESKA ŠKVRNITÁ A TRESKA ŠKVRNITÁJEMNE OCHUTENÁ PEVNÁ BIELA DUŽINA. SÚ ZAMENITEĽNÉ VO VÄČŠINE RECEPTOV, VRÁTANE TOHTO JEDNODUCHÉHO JEDLA Z PEČENEJ RYBY A ZELENINY S BYLINKAMI A VÍNOM.

4 6-uncové čerstvé alebo mrazené filé tresky, tresky alebo tresky, hrubé asi ½ palca

1 veľká cibuľová vňať, zbavená jadierok a nakrájaná na plátky, lístky vyhradené a nasekané

4 stredné mrkvy, vertikálne rozrezané na polovicu a nakrájané na 2- až 3-palcové kúsky

1 červená cibuľa, rozpolená a nakrájaná

2 strúčiky cesnaku, mleté

1 citrón, nakrájaný na tenké plátky

3 lyžice olivového oleja

½ lyžičky čierneho korenia

¾ šálky suchého bieleho vína

2 polievkové lyžice jemne nasekanej čerstvej petržlenovej vňate

2 polievkové lyžice nasekaných čerstvých feniklových lístkov

2 čajové lyžičky jemne nastrúhanej citrónovej kôry

1. Rozmrazte ryby, ak sú zmrazené. Predhrejte rúru na 400 °F. V 3-litrovej obdĺžnikovej zapekacej miske skombinujte fenikel, mrkvu, cibuľu, cesnak a plátky citróna. Pokvapkajte 2 polievkovými lyžicami olivového oleja a posypte ¼ čajovej lyžičky korenia; hodiť do kabáta. Nalejte víno do misky. Misku prikryte fóliou.

2. Restujeme 20 minút. Odkryť; premiešame zeleninovú zmes. Pečte ešte 15 až 20 minút alebo kým zelenina nezmäkne. Zeleninovú zmes premiešame. Posypte rybu zvyšnou ¼ lyžičky korenia; na zeleninovú zmes položte rybu. Pokvapkáme zvyšnou 1 lyžicou olivového oleja. Opekajte asi 8 až 10 minút, alebo kým sa ryba pri testovaní vidličkou nezačne šúpať.

3. V malej miske zmiešajte petržlenovú vňať, feniklové lístky a citrónovú kôru. Na servírovanie rozdeľte zmes rýb a zeleniny medzi servírovacie taniere. Nalejte šťavu na ryby a zeleninu. Posypeme petržlenovou zmesou.

SNAPPER V PEKANOVEJ KÔRE S REMULÁDOU A OKROU A PARADAJKAMI V ŠTÝLE CAJUN

PRÍPRAVA:1 hodina varenia: 10 minút pečenie: 8 minút vyrobí: 4 porcie

TOTO RYBIE JEDLO HODNÉ SPOLOČNOSTIPRÍPRAVA TRVÁ TROCHU ČASU, ALE VĎAKA BOHATÝM CHUTIAM TO STOJÍ ZA TO. REMULÁDU – MAJONÉZOVÚ OMÁČKU S HORČICOU, CITRÓNOM A CAJUNSKÝM KORENÍM A KONFETOVANÚ S NASEKANOU ČERVENOU SLADKOU PAPRIKOU, CIBUĽKOU A PETRŽLENOVOU VŇAŤOU – SI MÔŽETE PRIPRAVIŤ DEŇ VOPRED A VYCHLADIŤ.

4 lyžice olivového oleja

½ šálky jemne nasekaných pekanových orechov

2 lyžice nasekanej čerstvej petržlenovej vňate

1 lyžica nasekaného čerstvého tymiánu

2 8-uncové filety z červeného chňapalu, hrubé ½ palca

4 čajové lyžičky cajunského korenia (pozrirecept)

½ šálky nakrájanej cibule

½ šálky zelenej sladkej papriky nakrájanej na kocky

½ šálky zeleru nakrájaného na kocky

1 lyžica mletého cesnaku

1 libra čerstvých okra strukov, nakrájaných na 1 palec hrubé plátky (alebo čerstvá špargľa, nakrájaná na 1 palec dĺžky)

8 uncí hroznových alebo cherry paradajok, na polovicu

2 lyžičky nasekaného čerstvého tymiánu

Čierne korenie

Rémoulade (pozri recept, vpravo)

1. Na strednej panvici zohrejte 1 polievkovú lyžicu olivového oleja na strednú teplotu. Pridajte pekanové orechy a za častého miešania opekajte asi 5 minút alebo kým nebudú

zlaté a voňavé. Pekanové orechy preložíme do malej misky a necháme vychladnúť. Pridáme petržlenovú vňať a tymián a odstavíme.

2. Predhrejte rúru na 400°F. Plech vystelieme pergamenovým papierom alebo fóliou. Filety chňapača poukladajte na plech kožou nadol a každý posypte 1 čajovou lyžičkou cajunského korenia. Pomocou štetca naneste na filety 2 polievkové lyžice olivového oleja. Pekanovú zmes rovnomerne rozdeľte na filety, pričom orechy jemne zatlačte na povrch ryby, aby priľnuli. Ak je to možné, zakryte všetky odkryté miesta rybieho filé orechmi. Rybu pečieme 8 až 10 minút alebo kým sa špičkou noža ľahko nelúpa.

3. Vo veľkej panvici zohrejte zvyšnú 1 lyžicu olivového oleja na stredne vysokú teplotu. Pridajte cibuľu, sladkú papriku, zeler a cesnak. Varte a miešajte 5 minút alebo kým nebude zelenina chrumkavá. Pridajte nakrájanú okru (alebo špargľu, ak používate) a paradajky; varte 5 až 7 minút alebo kým okra nie je chrumkavá a paradajky sa nezačnú štiepiť. Odstavíme z ohňa a dochutíme tymianom a čiernym korením podľa chuti. Zeleninu podávame s kanicou a Rémoulade.

Remuláda: V kuchynskom robote rozdrvte ½ šálky nasekanej červenej papriky, ¼ šálky nasekanej jarnej cibuľky a 2 polievkové lyžice nasekanej čerstvej petržlenovej vňate. Pridajte ¼ šálky Paleo Mayo (pozrirecept), ¼ šálky horčice dijonského štýlu (pozrirecept), 1½ lyžičky citrónovej šťavy a ¼ lyžičky cajunského korenia (pozrirecept). Pulzujte, kým sa neskombinuje.

Premiestnite do servírovacej misy a nechajte v chladničke, kým nebudete pripravené na podávanie. (Remuládu je možné pripraviť 1 deň vopred a vychladiť.)

ESTRAGÓNOVÉ TUNIAKOVÉ KARBONÁTKY S AVOKÁDOVO-CITRÓNOVÝM AÏOLI

PRÍPRAVA:25 minút varenie: 6 minút vyrobí: 4 porcieFOTOGRAFIU

SPOLU S LOSOSOM JE TUNIAK JEDENZO VZÁCNYCH DRUHOV RÝB, KTORÉ SA DAJÚ JEMNE NASEKAŤ A SFORMOVAŤ DO HAMBURGEROV. DÁVAJTE POZOR, ABY STE TUNIAKA V KUCHYNSKOM ROBOTE PRÍLIŠ NESPRACOVALI – NADMERNÉ SPRACOVANIE HO STVRDNE.

1 libra čerstvých alebo mrazených filé z tuniaka bez kože

1 vaječný bielok, zľahka vyšľahaný

¾ šálky mletého zlatého ľanového šrotu

1 polievková lyžica čerstvého nasekaného estragónu alebo kôpru

2 polievkové lyžice nasekanej čerstvej pažítky

1 lyžička jemne nastrúhanej citrónovej kôry

2 polievkové lyžice ľanového oleja, avokádového oleja alebo olivového oleja

1 stredné avokádo so semienkami

3 polievkové lyžice Paleo Mayo (pozrirecept)

1 lyžička jemne nastrúhanej citrónovej kôry

2 čajové lyžičky čerstvej citrónovej šťavy

1 strúčik cesnaku, mletý

4 unce baby špenátu (asi 4 šálky pevne zabalené)

⅓ šálky Vinaigrette z pečeného cesnaku (pozrirecept)

1 jablko Granny Smith, zbavené jadier a nakrájané na kúsky veľkosti zápalky

¼ šálky nasekaných opečených vlašských orechov (pozritip)

1. Rozmrazte ryby, ak sú zmrazené. Opláchnite ryby; osušte papierovými utierkami. Rybu nakrájajte na 1½-palcové kúsky. Vložte ryby do kuchynského robota; spracujte s impulzmi zapnutia/vypnutia, kým sa jemne nenasekajú.

(Dávajte pozor, aby ste placku príliš nespracovali, inak by ste spevnili.) Rybu odložte.

2. V strednej miske zmiešajte vaječný bielok, ¼ šálky ľanového semienka, estragón, pažítku a citrónovú kôru. Pridajte ryby; jemne premiešajte, aby sa spojili. Vytvarujte rybiu zmes na štyri ½ palca hrubé placky.

3. Zvyšnú ½ šálky ľanového šrotu vložte do plytkej misky. Placky namáčajte do zmesi ľanových semienok a otáčajte, aby sa rovnomerne obalili.

4. V extra veľkej panvici zohrejte olej na strednom ohni. Tuniakové karbonátky varte v horúcom oleji 6 až 8 minút alebo dovtedy, kým teplomer s okamžitým odčítaním vložený vodorovne do placiek nezaznamená 160 °F, pričom sa v polovici doby varenia raz otočí.

5. Medzitým na aïoli v strednej miske pomocou vidličky roztlačte avokádo. Pridajte Paleo Mayo, citrónovú kôru, citrónovú šťavu a cesnak. Mash, kým dobre zmiešané a takmer hladké.

6. Vložte špenát do strednej misy. Špenát pokvapkáme vinaigrettom z pečeného cesnaku; hodiť do kabáta. Pre každú porciu položte na tanier tuniaka a jednu štvrtinu špenátu. Vrchný tuniak s trochou aïoli. Špenát s jablkom a vlašskými orechmi. Ihneď podávajte.

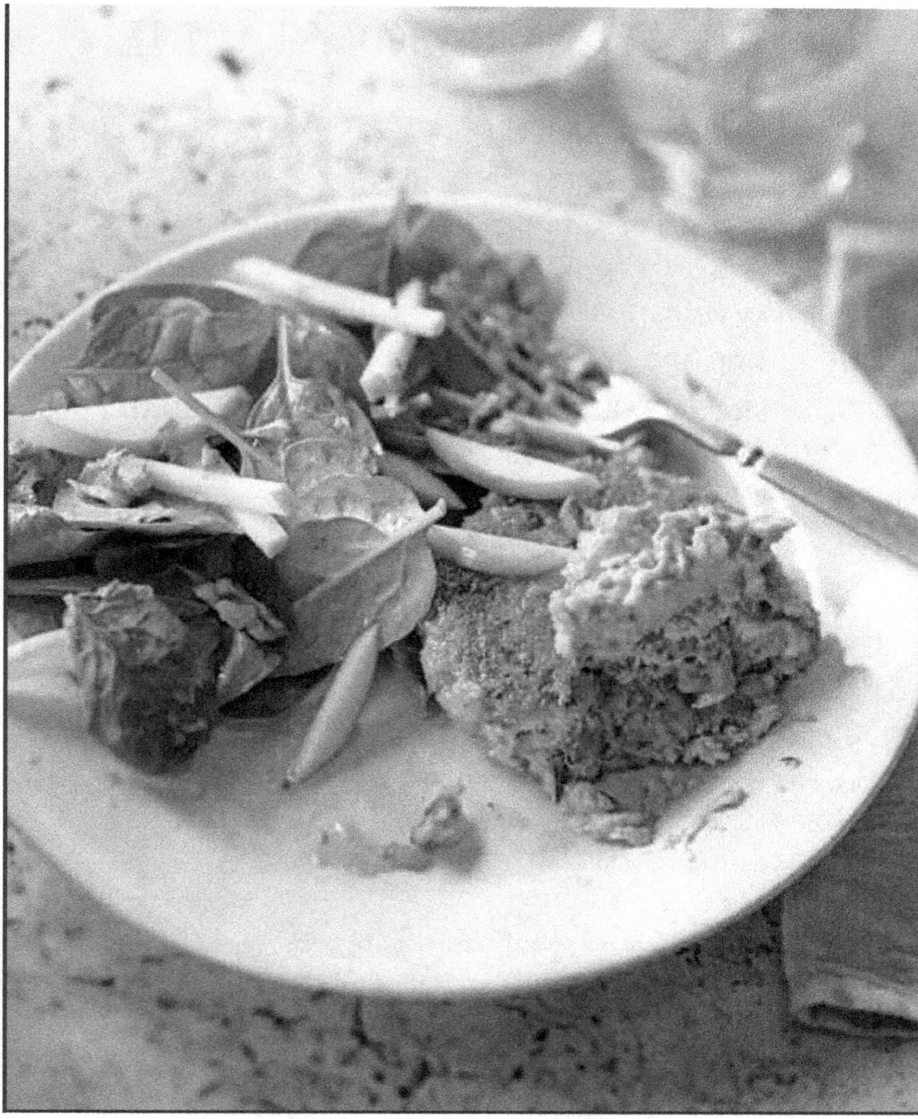

PRUHOVANÝ BASOVÝ TAGINE

PRÍPRAVA:50 minút chladenie: 1 až 2 hodiny varenie: 22 minút pečenie: 25 minút množstvo: 4 porcie

TAGINE JE NÁZOVTYP SEVEROAFRICKÉHO JEDLA (DRUH DUSENÉHO MÄSA) AJ HRNIEC V TVARE ŠIŠKY, V KTOROM SA VARÍ. AK TAKÝ NEMÁTE, ZAKRYTÁ PANVICA V RÚRE FUNGUJE DOBRE. CHERMOULA JE HUSTÁ SEVEROAFRICKÁ BYLINKOVÁ PASTA, KTORÁ SA NAJČASTEJŠIE POUŽÍVA AKO MARINÁDA NA RYBY. PODÁVAJTE TOTO FAREBNÉ RYBIE JEDLO S KAŠOU ZO SLADKÝCH ZEMIAKOV ALEBO KARFIOLU.

4 6-uncové čerstvé alebo mrazené filety z ostrieža alebo halibuta, s kožou

1 zväzok koriandra, nasekaný

1 čajová lyžička jemne nastrúhanej citrónovej kôry (odložiť bokom)

¼ šálky čerstvej citrónovej šťavy

4 lyžice olivového oleja

5 strúčikov cesnaku, mletého

4 lyžičky mletého kmínu

2 lyžičky sladkej papriky

1 lyžička mletého koriandra

¼ lyžičky mletého anízu

1 veľká cibuľa, ošúpaná, rozpolená a nakrájaná na tenké plátky

1 15-uncová konzerva bez pridania soli pražené na kocky nakrájané paradajky, neodkvapkané

½ šálky vývaru z kuracích kostí (pozrirecept) alebo kurací vývar bez pridania soli

1 veľká žltá sladká paprika, zbavená semienok a nakrájaná na ½-palcové prúžky

1 veľká oranžová sladká paprika, zbavená semienok a nakrájaná na ½-palcové prúžky

1. Rozmrazte ryby, ak sú zmrazené. Opláchnite ryby; osušte papierovými utierkami. Rybie filé vložte do plytkej nekovovej zapekacej misky. Rybu odložte.

2. Pre chermoulu zmiešajte v mixéri alebo v malom kuchynskom robote koriander, citrónovú šťavu, 2 polievkové lyžice olivového oleja, 4 strúčiky pretlačeného cesnaku, rascu, papriku, koriander a aníz. Prikryjeme a spracujeme do hladka.

3. Lyžicou naneste polovicu chermouly na rybu, pričom rybu otočte, aby sa obalila z oboch strán. Prikryte a dajte do chladničky na 1 až 2 hodiny. Zakryte zostávajúce chermouly; nechajte postáť pri izbovej teplote, kým nie je potrebné.

4. Predhrejte rúru na 325 °F. Vo veľkej panvici rozohrejte zvyšné 2 lyžice oleja na stredne vysokú teplotu. Pridajte cibuľu; varte a miešajte 4 až 5 minút alebo do mäkka. Vmiešajte zvyšný 1 strúčik mletého cesnaku; varíme a miešame 1 minútu. Pridajte rezervovanú chermoulu, paradajky, vývar z kuracích kostí, prúžky sladkej papriky a citrónovú kôru. Priveďte do varu; znížiť teplo. Odkryté dusíme 15 minút. Ak je to potrebné, preneste zmes do tagínu; navrch dajte rybu a všetku zvyšnú chermulu z misky. Kryt; pečieme 25 minút. Ihneď podávajte.

HALIBUT V CESNAKOVO-KREVETOVEJ OMÁČKE SO SOFFRITO COLLARD GREENS

PRÍPRAVA:30 minút varenie: 19 minút vyrobí: 4 porcie

EXISTUJE NIEKOĽKO RÔZNYCH ZDROJOV A DRUHOV HALIBUTA,A MÔŽU MAŤ VEĽMI ROZDIELNU KVALITU – A LOVIŤ SA ZA VEĽMI ODLIŠNÝCH PODMIENOK. UDRŽATEĽNOSŤ RÝB, PROSTREDIE, V KTOROM ŽIJE, A PODMIENKY, V KTORÝCH SÚ CHOVANÉ/LOVENÉ, TO VŠETKO SÚ FAKTORY, KTORÉ URČUJÚ, KTORÉ RYBY SÚ DOBROU VOĽBOU NA KONZUMÁCIU. NAVŠTÍVTE WEBOVÚ STRÁNKU MONTEREY BAY AQUARIUM (WWW.SEAFOODWATCH.ORG), KDE NÁJDETE NAJNOVŠIE INFORMÁCIE O TOM, KTORÉ RYBY JESŤ A KTORÝM SA VYHNÚŤ.

4 6-uncové čerstvé alebo mrazené filé z halibuta, hrubé asi 1 palec

Čierne korenie

6 lyžíc extra panenského olivového oleja

½ šálky jemne nakrájanej cibule

¼ šálky červenej sladkej papriky nakrájanej na kocky

2 strúčiky cesnaku, mleté

¾ lyžičky údenej španielskej papriky

½ lyžičky nakrájaného čerstvého oregana

4 šálky golierových zelených, odstopkovaných, nakrájaných na ¼-palcové stužky (asi 12 uncí)

⅓ šálky vody

8 uncí stredne veľkých kreviet, ošúpaných, vydlabaných a nahrubo nasekaných

4 strúčiky cesnaku, nakrájané na tenké plátky

¼ až ½ lyžičky mletej červenej papriky

⅓ šálky suchého sherry

2 lyžice citrónovej šťavy

¼ šálky nasekanej čerstvej petržlenovej vňate

1. Rozmrazte ryby, ak sú zmrazené. Opláchnite ryby; osušte papierovými utierkami. Rybu posypte korením. Vo veľkej panvici zohrejte 2 polievkové lyžice olivového oleja na strednom ohni. Pridajte filé; varte 10 minút alebo do zlatista a rybích vločiek pri skúšaní vidličkou, v polovici varenia raz otočte. Premiestnite ryby na tanier a stan s fóliou, aby zostali v teple.

2. Medzitým na inej veľkej panvici zohrejte 1 polievkovú lyžicu olivového oleja na strednom ohni. Pridajte cibuľu, sladkú papriku, 2 strúčiky mletého cesnaku, papriku a oregano; varte a miešajte 3 až 5 minút alebo do mäkka. Vmiešajte límcovú zeleninu a vodu. Zakryte a varte 3 až 4 minúty alebo kým sa tekutina neodparí a zelenina nezmäkne, za občasného miešania. Zakryte a udržiavajte v teple, kým nebudete pripravené na podávanie.

3. Na omáčku z kreviet pridajte zvyšné 3 polievkové lyžice olivového oleja do panvice na varenie rýb. Pridajte krevety, 4 strúčiky cesnaku nakrájaného na plátky a drvenú červenú papriku. Varte a miešajte 2 až 3 minúty alebo kým cesnak nezačne zlatnúť. Pridajte krevety; varte 2 až 3 minúty, kým krevety nie sú pevné a ružové. Vmiešame sherry a citrónovú šťavu. Varte 1 až 2 minúty alebo kým sa mierne nezníži. Vmiešame petržlenovú vňať.

4. Rozdeľte krevetovú omáčku medzi filety halibuta. Podávame so zeleňou.

BOUILLABAISSE Z MORSKÝCH PLODOV

ZAČIATOK DO KONCA: 1¾ HODINY VYROBÍ: 4 PORCIE

ROVNAKO AKO TALIANSKE CIOPPINO, TENTO FRANCÚZSKY GULÁŠ Z MORSKÝCH PLODOVZDÁ SA, ŽE RYBY A MÄKKÝŠE PREDSTAVUJÚ VZORKU DENNÉHO ÚLOVKU HODENÉHO DO HRNCA S CESNAKOM, CIBUĽOU, PARADAJKAMI A VÍNOM. CHARAKTERISTICKOU PRÍCHUŤOU BOUILLABAISSE JE VŠAK KOMBINÁCIA CHUTÍ ŠAFRANU, FENIKLU A POMARANČOVEJ KÔRY.

1 libra čerstvého alebo mrazeného filé z halibuta bez kože, nakrájané na 1-palcové kúsky

4 lyžice olivového oleja

2 šálky nakrájanej cibule

4 strúčiky cesnaku, rozdrvené

1 hlávkový fenikel zbavený jadrovníkov a nasekaný

6 nasekaných rímskych paradajok

¾ šálky vývaru z kuracích kostí (pozrirecept) alebo kurací vývar bez pridania soli

¼ šálky suchého bieleho vína

1 šálka nadrobno nakrájanej cibule

1 hlávkový fenikel zbavený jadier a nakrájaný nadrobno

6 strúčikov cesnaku, mletého

1 pomaranč

3 nadrobno nakrájané rímske paradajky

4 šafranové vlákna

1 polievková lyžica nakrájaného čerstvého oregana

1 libra škeble littleneck, vydrhnutá a opláchnutá

1 libra mušlí, fúzy odstránené, vydrhnuté a opláchnuté (pozritip)

Nasekané čerstvé oregano (voliteľné)

1. Rozmrazte halibuta, ak je zmrazený. Opláchnite ryby; osušte papierovými utierkami. Rybu odložte.

2. V 6- až 8-litrovej holandskej rúre zohrejte 2 polievkové lyžice olivového oleja na strednom ohni. Do hrnca pridajte 2 šálky nakrájanej cibule, 1 hlávku nasekaného feniklu a 4 strúčiky pretlačeného cesnaku. Varte 7 až 9 minút, alebo kým cibuľa nezmäkne, za občasného miešania. Pridajte 6 nakrájaných paradajok a 1 hlavu nakrájanú vňať; varíme ešte 4 minúty. Do hrnca pridajte vývar z kuracích kostí a biele víno; dusíme 5 minút; mierne vychladnúť. Zeleninovú zmes premiestnite do mixéra alebo kuchynského robota. Zakryte a rozmixujte alebo spracujte do hladka; odložiť.

3. V tej istej holandskej rúre zohrejte zvyšnú 1 polievkovú lyžicu olivového oleja na strednom ohni. Pridajte 1 šálku jemne nasekanej cibule, 1 hlavičku jemne nasekaného feniklu a 6 strúčikov mletého cesnaku. Varte na strednom ohni 5 až 7 minút alebo do takmer mäkka za častého miešania.

4. Škrabkou na zeleninu odstráňte kôru z pomaranča v širokých pásoch; odložiť. Pridajte pyré, 3 nakrájané paradajky, šafran, oregano a prúžky pomarančovej kôry do holandskej rúry. Priveďte do varu; znížte teplo, aby ste udržali dusenie. Pridajte mušle, mušle a ryby; jemne premiešajte, aby sa ryba obalila omáčkou. Teplotu upravte podľa potreby, aby ste udržali var. Prikryte a jemne dusíme 3 až 5 minút, kým sa mušle a mušle neotvoria a ryby sa pri skúšaní vidličkou nezačnú odlupovať. Na servírovanie nalejte do plytkých misiek. Ak chcete, posypte ďalším oreganom.

KLASICKÉ KREVETY CEVICHE

PRÍPRAVA:20 minút varenie: 2 minúty chlad: 1 hodina odstátie: 30 minút vyrobí: 3 až 4 porcie

TOTO LATINSKOAMERICKÉ JEDLO JE EXPLÓZIACHUTÍ A TEXTÚR. V LIMETKOVEJ ŠŤAVE A OLIVOVOM OLEJI SA MIEŠA CHRUMKAVÁ UHORKA A ZELER, KRÉMOVÉ AVOKÁDO, PÁLIVÉ A PIKANTNÉ JALAPEÑOS A JEMNÉ SLADKÉ KREVETY. V TRADIČNOM CEVICHE KYSELINA V LIMETKOVEJ ŠŤAVE „UVARÍ" KREVETY - ALE RÝCHLE PONORENIE DO VRIACEJ VODY NENECHÁVA NIČ NA NÁHODU, Z HĽADISKA BEZPEČNOSTI - A NEPOŠKODÍ CHUŤ ANI TEXTÚRU KREVIET.

1 libra čerstvých alebo mrazených stredne veľkých kreviet, olúpaných a zbavených jadier, zbavených chvostov

½ uhorky, ošúpanej, zbavenej semienok a nakrájanej

1 šálka nasekaného zeleru

½ malej červenej cibule, nakrájanej

1 až 2 jalapeňos, semienkami a mleté (pozritip)

½ šálky čerstvej limetkovej šťavy

2 rímske paradajky, nakrájané na kocky

1 avokádo, rozpolené, zbavené semienok, olúpané a nakrájané na kocky

¼ šálky nasekaného čerstvého koriandra

3 lyžice olivového oleja

½ lyžičky čierneho korenia

1. Rozmrazte krevety, ak sú zmrazené. Krevety ošúpeme a odstránime; odstráňte chvosty. Opláchnite krevety; osušte papierovými utierkami.

2. Naplňte veľkú panvicu do polovice vodou. Priveďte do varu. Pridajte krevety do vriacej vody. Varte odkryté 1 až 2 minúty alebo len dovtedy, kým sa krevety nestanú

nepriehľadnými; vypustiť. Spustite krevety pod studenou vodou a znova sceďte. Krevety na kocky.

3. V extra veľkej nereaktívnej miske kombinujte krevety, uhorku, zeler, cibuľu, jalapeňos a limetkovú šťavu. Prikryte a vložte do chladničky na 1 hodinu, raz alebo dvakrát premiešajte.

4. Vmiešajte paradajky, avokádo, koriander, olivový olej a čierne korenie. Prikryjeme a necháme 30 minút postáť pri izbovej teplote. Pred podávaním jemne premiešajte.

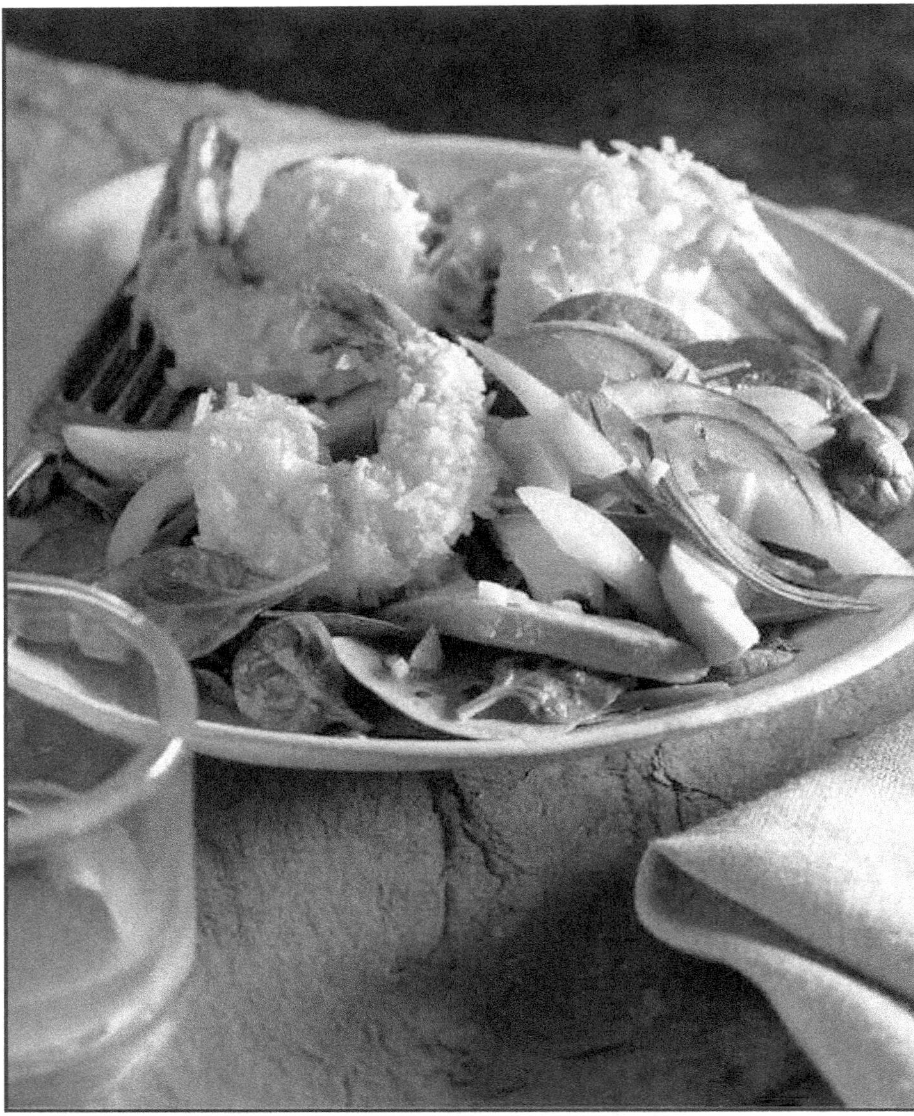

ŠALÁT S KREVETAMI A ŠPENÁTOM V KOKOSOVEJ KÔRE

PRÍPRAVA:25 minút pečenie: 8 minút vyrobí: 4 porcieFOTOGRAFIU

KOMERČNE VYRÁBANÉ PLECHOVKY OLIVOVÉHO OLEJA V SPREJIMÔŽE OBSAHOVAŤ OBILNÝ ALKOHOL, LECITÍN A HNACÍ PLYN – NIE JE TO SKVELÁ ZMES, KEĎ SA SNAŽÍTE JESŤ ČISTÉ, SKUTOČNÉ JEDLÁ A VYHÝBAŤ SA OBILNINÁM, NEZDRAVÝM TUKOM, STRUKOVINÁM A MLIEČNYM VÝROBKOM. OLEJOVÝ MISTER POUŽÍVA IBA VZDUCH NA ROZPRÁŠENIE OLEJA DO JEMNÉHO SPREJA – IDEÁLNEHO NA ĽAHKÉ POTIAHNUTIE KREVIET S KOKOSOVOU KÔRKOU PRED PEČENÍM.

1½ libry čerstvých alebo mrazených extra veľkých kreviet v škrupinách

Fľaša s rozprašovačom Misto naplnená extra panenským olivovým olejom

2 vajcia

¾ šálky nesladeného vločkového alebo strúhaného kokosu

¾ šálky mandľovej múčky

½ šálky avokádového oleja alebo olivového oleja

3 lyžice čerstvej citrónovej šťavy

2 lyžice čerstvej limetkovej šťavy

2 malé strúčiky cesnaku, mleté

⅛ až ¼ lyžičky drvenej červenej papriky

8 šálok čerstvého baby špenátu

1 stredné avokádo, rozpolené, zbavené semienok, olúpané a nakrájané na tenké plátky

1 malá oranžová alebo žltá sladká paprika, nakrájaná na tenké prúžky veľkosti sústa

½ šálky nakrájanej červenej cibule

1. Rozmrazte krevety, ak sú zmrazené. Ošúpte krevety a odstráňte ich, chvosty nechajte nedotknuté. Opláchnite krevety; osušte papierovými utierkami. Predhrejte rúru

na 450 ° F. Vyložte veľký plech na pečenie alobalom; fóliu jemne natrite olejom nastriekaným z fľaštičky Misto; odložiť.

2. V plytkej miske rozšľaháme vajcia vidličkou. V ďalšej plytkej miske skombinujte kokosovú a mandľovú múčku. Namáčajte krevety do vajíčok, otočte ich do srsti. Ponorte do kokosovej zmesi a stlačte, aby sa obalil (chvosty nechajte nepotiahnuté). Krevety poukladajte v jednej vrstve na pripravený plech. Vrch kreviet natrieme olejom nastriekaným z fľaše Misto.
3. Pečte 8 až 10 minút, alebo kým krevety nebudú matné a povlak jemne zhnedne.
4. Medzitým na dresing v malej nádobe so skrutkovacím uzáverom zmiešajte avokádový olej, citrónovú šťavu, limetkovú šťavu, cesnak a drvenú červenú papriku. Prikryte a dobre pretrepte.
5. Na šaláty rozdeľte špenát na štyri servírovacie taniere. Navrch dáme avokádo, sladkú papriku, červenú cibuľku a krevety. Polejeme dresingom a ihneď podávame.

TROPICKÉ KREVETY A HREBENATKY CEVICHE

PRÍPRAVA:20 minút marinovať: 30 až 60 minút vyrobí: 4 až 6 porcií

CHLADNÉ A ĽAHKÉ CEVICHE JE SKVELÉ JEDLONA HORÚCU LETNÚ NOC. S MELÓNOM, MANGOM, SERRANO CHILLI, FENIKLOM A MANGOVO-LIMETKOVÝM ŠALÁTOVÝM DRESINGOM (POZRIRECEPT), TOTO JE SLADKÝ POHĽAD NA ORIGINÁL.

1 libra čerstvých alebo mrazených morských mušlí

1 libra čerstvých alebo mrazených veľkých kreviet

2 šálky medového melóna nakrájaného na kocky

2 stredne veľké mangá, zbavené kôstok, olúpané a nakrájané (asi 2 šálky)

1 fenikel orezaný, nakrájaný na štvrtiny, zbavený jadrovníkov a nakrájaný na tenké plátky

1 stredná červená sladká paprika, nakrájaná (asi ¾ šálky)

1 až 2 čili papričky serrano, podľa potreby zbavené semienok a nakrájané na tenké plátky (pozritip)

½ šálky jemne baleného čerstvého koriandra, nasekaného

1 recept na mangovo-limetkový šalátový dresing (viďrecept)

1. Rozmrazte mušle a krevety, ak sú zmrazené. Hrebenatky rozdeľte vodorovne na polovicu. Krevety ošúpeme, olúpeme a rozdelíme vodorovne na polovice. Opláchnite mušle a krevety; osušte papierovými utierkami. Naplňte veľkú panvicu do troch štvrtín vodou. Priveďte do varu. Pridajte krevety a mušle; varte 3 až 4 minúty alebo kým nie sú krevety a hrebenatky nepriehľadné; sceďte a opláchnite studenou vodou, aby rýchlo vychladla. Dobre sceďte a odložte.

2. V extra veľkej miske zmiešajte melón, mango, fenikel, sladkú papriku, serrano čili a koriandr. Pridajte mangovo-

limetkový šalátový dresing; jemne prehodiť na kabát. Jemne vmiešame uvarené krevety a mušle. Pred podávaním marinujte v chladničke 30 až 60 minút.

JAMAJSKÉ KREVETY JERK S AVOKÁDOVÝM OLEJOM

OD ZAČIATKU DO KONCA:20 minút vyrobí: 4 porcie

S CELKOVÝM ČASOM PRÍPRAVY NA STÔL 20 MINÚT,TOTO JEDLO PONÚKA EŠTE JEDEN PRESVEDČIVÝ DÔVOD, PREČO JESŤ DOMA ZDRAVÉ JEDLO AJ POČAS TÝCH NAJRUŠNEJŠÍCH NOCÍ.

1 libra čerstvých alebo mrazených stredných kreviet

1 šálka nasekaného, ošúpaného manga (1 stredná)

⅓ šálky na tenké plátky nakrájanej červenej cibule

¼ šálky nasekaného čerstvého koriandra

1 lyžica čerstvej limetkovej šťavy

2 až 3 polievkové lyžice jamajského korenia (viďrecept)

1 polievková lyžica extra panenského olivového oleja

2 lyžice avokádového oleja

1. Rozmrazte krevety, ak sú zmrazené. V strednej miske zmiešajte mango, cibuľu, koriander a limetkovú šťavu.

2. Krevety ošúpte a odstráňte z nich. Opláchnite krevety; osušte papierovými utierkami. Vložte krevety do strednej misky. Posypeme jamajským korením; hodiť, aby sa krevety obalili zo všetkých strán.

3. Vo veľkej nepriľnavej panvici zohrejte olivový olej na stredne vysokú teplotu. Pridajte krevety; varte a miešajte asi 4 minúty alebo kým nebude matná. Krevety pokvapkáme avokádovým olejom a podávame s mangovou zmesou.

KREVETOVÉ KREVETY S VÄDNUTÝM ŠPENÁTOM A RADICCHIO

PRÍPRAVA:15 minút varenie: 8 minút množstvo: 3 porcie

„SCAMPI" OZNAČUJE KLASICKÉ JEDLO V REŠTAURÁCIIVEĽKÝCH KREVIET RESTOVANÝCH ALEBO GRILOVANÝCH S MASLOM A MNOŽSTVOM CESNAKU A CITRÓNU. TÁTO PIKANTNÁ VERZIA OLIVOVÉHO OLEJA JE SCHVÁLENÁ PRE PALEO - A NUTRIČNE OBOHATENÁ RÝCHLYM SOTÉ Z ČAKANKY A ŠPENÁTU.

1 libra čerstvých alebo mrazených veľkých kreviet

4 lyžice extra panenského olivového oleja

6 strúčikov cesnaku, mletého

½ lyžičky čierneho korenia

¼ šálky suchého bieleho vína

½ šálky nasekanej čerstvej petržlenovej vňate

½ hlávky čakanky, zbavenej jadier a nakrájanej na tenké plátky

½ lyžičky mletej červenej papriky

9 šálok baby špenátu

Kliny citróna

1. Rozmrazte krevety, ak sú zmrazené. Ošúpte krevety a odstráňte ich, chvosty nechajte nedotknuté. Vo veľkej panvici zohrejte 2 polievkové lyžice olivového oleja na stredne vysokú teplotu. Pridajte krevety, 4 strúčiky mletého cesnaku a čierne korenie. Varte a miešajte asi 3 minúty alebo kým krevety nebudú matné. Preneste zmes kreviet do misky.

2. Pridajte biele víno na panvicu. Varte a miešajte, aby sa uvoľnil akýkoľvek zhnednutý cesnak zo spodnej časti panvice. Nalejte víno cez krevety; hodiť kombinovať.

Vmiešame petržlenovú vňať. Voľne prikryte fóliou, aby ste udržali teplo; odložiť.

3. Na panvicu pridajte zvyšné 2 lyžice olivového oleja, zvyšné 2 strúčiky mletého cesnaku, čakanku a drvenú červenú papriku. Varte a miešajte na strednom ohni 3 minúty alebo kým čakanka nezačne vädnúť. Opatrne vmiešame špenát; varte a miešajte ešte 1 až 2 minúty alebo kým špenát nezvädne.

4. Na servírovanie rozdeľte špenátovú zmes na tri servírovacie taniere; top s krevetovou zmesou. Podávajte s kúskami citróna na vytlačenie kreviet a zeleniny.

KRABÍ ŠALÁT S AVOKÁDOM, GRAPEFRUITOM A JICAMOU

OD ZAČIATKU DO KONCA:30 minút vyrobí: 4 porcie

JUMBO HRUDKA ALEBO KRABIE MÄSO JE NAJLEPŠIENA TENTO ŠALÁT. JUMBO HRUDKOVÉ KRABIE MÄSO SA SKLADÁ Z VEĽKÝCH KÚSKOV, KTORÉ SA DOBRE HODIA DO ŠALÁTOV. BACKFIN JE ZMESOU NALÁMANÝCH KÚSKOV JUMBO HRUDKOVÉHO KRABIEHO MÄSA A MENŠÍCH KÚSKOV KRABIEHO MÄSA Z TELA KRABA. AJ KEĎ JE MENŠÍ AKO VEĽKÝ KRAB, CHRBÁT FUNGUJE DOBRE. ČERSTVÝ JE, SAMOZREJME, NAJLEPŠÍ, ALE ROZMRAZENÝ MRAZENÝ KRAB JE DOBROU VOĽBOU.

6 šálok baby špenátu

½ strednej jicamy, ošúpanej a nakrájanej julienne*

2 ružové alebo rubínovo červené grapefruity, olúpané, s jadierkami a nakrájané na plátky**

2 malé avokáda, rozpolené

1 libra jumbo hrudky alebo krabie mäso

Bazalkovo-grapefruitový dresing (pozri recept vpravo)

1. Rozdeľte špenát na štyri servírovacie taniere. Navrch dajte jicama, časti grapefruitu a nahromadenú šťavu, avokádo a krabie mäso. Pokvapkáme bazalkovo-grapefruitovým dresingom.

Bazalkovo-grapefruitový dresing: V nádobe so skrutkovacím uzáverom zmiešajte ⅓ šálky extra panenského olivového oleja; ¼ šálky čerstvej grapefruitovej šťavy; 2 lyžice čerstvej pomarančovej šťavy; ½ malej šalotky, mletej; 2 polievkové lyžice jemne nasekanej čerstvej bazalky; ¼ lyžičky mletej červenej papriky; a ¼ lyžičky čierneho korenia. Prikryte a dobre pretrepte.

*Tip: Škrabka na julienne rýchlo nareže jicamu na tenké prúžky.

**Tip: Ak chcete rozrezať grapefruit, odrežte plátok z konca stonky a spodnej časti ovocia. Postavte ho vzpriamene na pracovný povrch. Ovocie nakrájajte na časti zhora nadol podľa zaobleného tvaru ovocia, aby ste odstránili šupku na pásiky. Ovocie držte nad miskou a pomocou noža narežte do stredu ovocia po stranách každého segmentu, aby sa uvoľnilo z drene. Vložte segmenty do misky s nahromadenou šťavou. Vyhoďte dreň.

CAJUN LOBSTER TAIL VARTE S ESTRAGÓNOM AÏOLI

PRÍPRAVA:20 minút varenie: 30 minút vyrobí: 4 porcieFOTOGRAFIU

NA ROMANTICKÚ VEČERU PRE DVOCH,TENTO RECEPT SA ĽAHKO ROZREŽE NA POLOVICU. POUŽITE VEĽMI OSTRÉ KUCHYNSKÉ NOŽNICE, ABY STE OTVORILI ŠKRUPINU HOMÍCH CHVOSTOV A DOSTALI SA K BOHATO OCHUTENÉMU MÄSU.

2 recepty Cajunské korenie (pozrirecept)

12 strúčikov cesnaku, olúpaných a rozpolených

2 citróny, rozpolené

2 veľké mrkvy, olúpané

2 stonky zeleru, olúpané

2 feniklové cibuľky nakrájané na tenké mesiačiky

1 libra celých húb

4 7- až 8-uncové chvosty mainského homára

4 8-palcové bambusové špajle

½ šálky Paleo Aïoli (Cesnak Mayo) (pozrirecept)

¼ šálky horčice dijonského štýlu (pozrirecept)

2 lyžice nasekaného čerstvého estragónu alebo petržlenu

1. V 8-litrovej nádobe zmiešajte 6 šálok vody, cajunského korenia, cesnaku a citrónov. Priveďte do varu; varte 5 minút. Znížte teplo, aby tekutina zostala vrieť.

2. Mrkvu a zeler prekrojíme priečne na štyri kusy. Do tekutiny pridajte mrkvu, zeler a fenikel. Prikryjeme a varíme 10 minút. Pridajte huby; prikryjeme a varíme 5 minút. Pomocou štrbinovej lyžice preneste zeleninu do servírovacej misy; udržovať v teple.

3. Začnite od konca tela každého homieho chvosta a zasuňte špíz medzi mäso a škrupinu, pričom prejdite takmer úplne cez koniec chvosta. (To zabráni tomu, aby sa chvost pri varení skrútil.) Znížte teplo. Chvosty homára varte v takmer vriacej tekutine v hrnci 8 až 12 minút, alebo kým sa škrupiny nesfarbia do jasne červenej farby a mäso po prepichnutí vidličkou nezmäkne. Odstráňte homára z tekutiny na varenie. Použite kuchynskú utierku na uchopenie chvostov homára a vyberte a zlikvidujte špízy.
4. V malej miske zmiešajte Paleo Aïoli, dijonskú horčicu a estragón. Podávame s homárom a zeleninou.

SLÁVNE HRANOLKY SO ŠAFRANOM AÏOLI

ZAČIATOK DO KONCA: 1¼ HODINY VYROBÍ: 4 PORCIE

TOTO JE PALEO POHĽAD NA FRANCÚZSKU KLASIKUZ MUŠLÍ DUSENÝCH V BIELOM VÍNE A BYLINKÁCH A PODÁVANÉ S TENKÝMI A CHRUMKAVÝMI HRANOLKAMI Z BIELYCH ZEMIAKOV. VYHOĎTE VŠETKY MUŠLE, KTORÉ SA PRED UVARENÍM NEZATVORIA – A VŠETKY MUŠLE, KTORÉ SA PO UVARENÍ NEOTVORIA.

PAŠTRNÁKOVÉ HRANOLKY

1½ libry paštrnáka, olúpaného a nakrájaného na 3 × ¼-palcové julienne

3 lyžice olivového oleja

2 strúčiky cesnaku, mleté

¼ lyžičky čierneho korenia

⅛ lyžičky kajenského korenia

ŠAFRAN AÏOLI

⅓ šálky Paleo Aïoli (Cesnak Mayo) (pozrirecept)

⅛ lyžičky šafranových nití, jemne rozdrvených

MUŠLE

4 lyžice olivového oleja

½ šálky jemne nakrájanej šalotky

6 strúčikov cesnaku, mletého

¼ lyžičky čierneho korenia

3 šálky suchého bieleho vína

3 veľké vetvičky plochého petržlenu

4 libry mušlí, očistené a zbavené brady*

¼ šálky nasekanej čerstvej talianskej (ploché) petržlenovej vňate

2 polievkové lyžice nasekaného čerstvého estragónu (voliteľné)

1. Pre paštrnákové hranolky predhrejte rúru na 450°F. Namočte nakrájaný paštrnák do dostatočného množstva studenej vody, aby ste ho zakryli v chladničke po dobu 30 minút; sceďte a osušte papierovými utierkami.

2. Veľký plech vystelieme papierom na pečenie. Vložte paštrnák do extra veľkej misy. V malej miske zmiešajte 3 lyžice olivového oleja, 2 strúčiky mletého cesnaku, ¼ lyžičky čierneho korenia a kajenského korenia; pokvapkáme paštrnákom a prehodíme na obaľovanie. Paštrnák poukladáme v rovnomernej vrstve na pripravený plech. Pečte 30 až 35 minút alebo jemne a za občasného miešania začnite hnednúť.

3. Pre aïoli zmiešajte v malej miske Paleo Aïoli a šafran. Zakryte a nechajte v chladničke až do času podávania.

4. Medzitým v 6- až 8-litrovej nádobe alebo holandskej rúre zohrejte 4 lyžice olivového oleja na strednom ohni. Pridajte šalotku, 6 strúčikov cesnaku a ¼ lyžičky čierneho korenia; varte asi 2 minúty alebo do zmäknutia a zvädnutia za častého miešania.

5. Pridajte víno a vetvičky petržlenu do hrnca; priviesť do varu. Pridajte mušle, niekoľkokrát premiešajte. Pevne prikryte a duste 3 až 5 minút alebo kým sa škrupiny neotvoria, dvakrát jemne premiešajte. Všetky mušle, ktoré sa neotvárajú, zlikvidujte.

6. Veľkým skimmerom preložíme mušle do plytkých polievkových misiek. Odstráňte a vyhoďte vetvičky petržlenu z tekutiny na varenie; naberačkou varnej tekutiny cez mušle. Posypeme nasekanou petržlenovou

vňaťou a podľa chuti aj estragónom. Ihneď podávajte s paštrnákovým hranolčekom a šafránovým aïoli.

*Tip: Slávky uvarte v deň ich zakúpenia. Ak používate mušle zozbierané vo voľnej prírode, namočte ich na 20 minút do misky so studenou vodou, aby ste vypláchli piesok a piesok. (Toto nie je potrebné pre mušle chované na farme.) Pevnou kefou drhnite mušle, jednu po druhej, pod tečúcou studenou vodou. Slávky zbavte brady asi 10 až 15 minút pred varením. Brada je malý zhluk vlákien, ktoré vychádzajú z ulity. Ak chcete odstrániť fúzy, uchopte šnúrku medzi palcom a ukazovákom a ťahajte smerom k pántu. (Táto metóda nezabije mušle.) Môžete použiť aj kliešte alebo pinzetu na ryby. Uistite sa, že škrupina každej mušle je tesne uzavretá. Ak sú nejaké škrupiny otvorené, jemne nimi poklepte na pult. Vyhoďte všetky mušle, ktoré sa nezavrú do niekoľkých minút. Vyhoďte všetky mušle s prasknutými alebo poškodenými škrupinami.

PEČENÉ MUŠLE S REPNOU POCHUTINOU

OD ZAČIATKU DO KONCA:30 minút vyrobí: 4 porcieFOTOGRAFIU

PRE KRÁSNU ZLATÚ KÔRU,UISTITE SA, ŽE POVRCH HREBENATIEK JE SKUTOČNE SUCHÝ - A ŽE PANVICA JE PEKNÁ A HORÚCA - PREDTÝM, NEŽ ICH PRIDÁTE NA PANVICU. HREBENATKY TIEŽ NECHAJTE OPEKAŤ BEZ TOHO, ABY STE ICH RUŠILI 2 AŽ 3 MINÚTY, PRIČOM ICH PRED OTÁČANÍM DÔKLADNE SKONTROLUJTE.

1 libra čerstvých alebo mrazených morských mušlí, osušených papierovými utierkami

3 stredne veľké červené repy, olúpané a nakrájané nasekané

½ jablka Granny Smith, olúpané a nakrájané

2 jalapeños, odstopkované, nasekané a mleté (pozritip)

¼ šálky nasekaného čerstvého koriandra

2 lyžice nadrobno nakrájanej červenej cibule

4 lyžice olivového oleja

2 lyžice čerstvej limetkovej šťavy

biele korenie

1. Rozmrazte mušle, ak sú zmrazené.

2. Na dochutenie repy zmiešajte v strednej miske cviklu, jablko, jalapeños, koriander, cibuľu, 2 polievkové lyžice olivového oleja a limetkovú šťavu. Dobre premiešajte. Pri príprave hrebenatiek odložte.

3. Opláchnite mušle; osušte papierovými utierkami. Vo veľkej panvici zohrejte zvyšné 2 lyžice olivového oleja na stredne vysokú teplotu. Pridajte mušle; restujte 4 až 6 minút alebo

do zlatista na vonkajšej strane a sotva nepriehľadné. Hrebenatky jemne posypte bielym korením.

4. Na servírovanie rovnomerne rozdeľte repné pochutiny na servírovacie taniere; vrch s hrebenatkami. Ihneď podávajte.

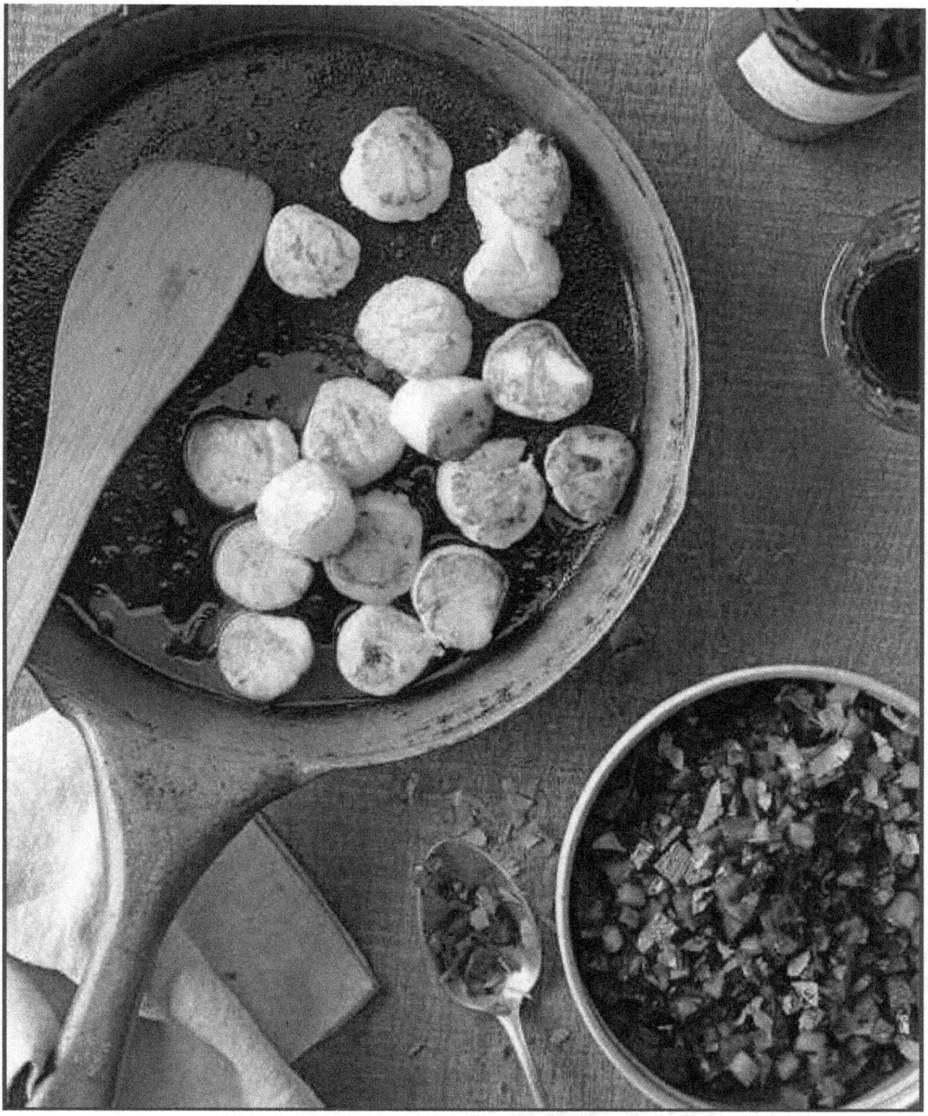

GRILOVANÉ MUŠLE S UHORKOVO-KÔPROVOU SALSOU

PRÍPRAVA:35 minút chladenie: 1 až 24 hodín grilovanie: 9 minút množstvo: 4 porcie

TU JE TIP, AKO ZÍSKAŤ TO NAJDOKONALEJŠIE AVOKÁDO:KÚPTE SI ICH, KEĎ SÚ JASNE ZELENÉ A TVRDÉ, POTOM ICH NECHAJTE NIEKOĽKO DNÍ DOZRIEŤ NA PULTE – KÝM PO MIERNOM STLAČENÍ PRSTAMI LEN MIERNE POVOLIA. KEĎ SÚ TVRDÉ A NEZRELÉ, NEROBIA SA PRI PREPRAVE Z TRHU MODRINY.

12 alebo 16 čerstvých alebo mrazených morských mušlí (celkovo 1¼ až 1¾ libry)

¼ šálky olivového oleja

4 strúčiky cesnaku, mleté

1 lyžička čerstvo mletého čierneho korenia

2 stredné cukety, orezané a rozpolené pozdĺžne

½ strednej uhorky, pozdĺžne rozpolenej a priečne na tenké plátky

1 stredné avokádo, rozpolené, zbavené semienok, olúpané a nasekané

1 stredne veľká paradajka zbavená jadierok, semien a nakrájaná

2 lyžičky nasekanej čerstvej mäty

1 lyžička nasekaného čerstvého kôpru

1. Rozmrazte mušle, ak sú zmrazené. Opláchnite mušle studenou vodou; osušte papierovými utierkami. Vo veľkej miske zmiešajte 3 polievkové lyžice oleja, cesnak a ¾ čajovej lyžičky papriky. Pridajte mušle; jemne prehodiť na kabát. Zakryte a nechajte chladiť aspoň 1 hodinu alebo až 24 hodín za občasného mierneho miešania.

2. Polovičky cukety potrieme zvyšnou 1 lyžicou oleja; rovnomerne posypte zvyšnou ¼ lyžičky korenia.

3. Mušle sceďte, marinádu zlikvidujte. Prevlečte dve 10- až 12-palcové špajle cez každú hrebenatku, pričom na každý pár

špajlí použite 3 alebo 4 hrebenatky a ponechajte medzi nimi ½-palcovú medzeru.* (Navlečenie hrebenatiek na dve špajle pomáha udržiavať ich stabilné pri grilovaní a otáčaní.)

4. Pri grile na drevené uhlie alebo plynovom grile položte mušle a polovičky cukety na grilovací rošt priamo na strednú teplotu.** Prikryte a grilujte, kým mušle nie sú nepriehľadné a cuketa nezmäkne, pričom v polovici grilovania otočte. Nechajte 6 až 8 minút pre hrebenatky a 9 až 11 minút pre cuketu.

5. Medzitým na salsu kombinujte v strednej miske uhorku, avokádo, paradajku, mätu a kôpor. Jemne premiešajte, aby sa spojili. Na každý zo štyroch servírovacích tanierov položte 1 kabob hrebenatky. Polovice cukety prekrojíme priečne na polovicu a pridáme na taniere s hrebenatkami. Lyžicou uhorkovej zmesi rovnomerne naneste na hrebenatky.

*Tip: Ak používate drevené špajle, namočte ich pred použitím na 30 minút do dostatočného množstva vody, aby ste ju zakryli.

**Na grilovanie: Pripravte sa podľa pokynov v kroku 3. Umiestnite mušle a polovice cukety na nevyhrievaný rošt na panvici na brojlery. Grilujte 4 až 5 palcov od tepla, kým mušle nie sú nepriehľadné a cuketa je mäkká, raz v polovici varenia otočte. Nechajte 6 až 8 minút pre hrebenatky a 10 až 12 minút pre cuketu.

CPSIA information can be obtained
at www.ICGtesting.com
Printed in the USA
LVHW080634271222
735871LV00009B/429

9 781837 526932